PRÉOCCUPATIONS MUNICIPALES

POUR

L'HYGIÈNE ET LA SANTÉ PUBLIQUES

A ROUEN

PRÉOCCUPATIONS MUNICIPALES

POUR

L'HYGIÈNE ET LA SANTÉ PUBLIQUES

A ROUEN

Résumé Historique de 1389 à 1870

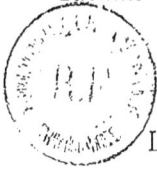

PAR

LE DOCTEUR G. PANEL

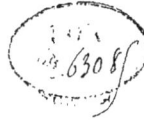

Directeur
du Bureau municipal d'Hygiène

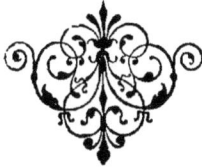

ROUEN

IMPRIMERIE DE ESPÉRANCE CAGNIARD

rue Jeanne-Darc, 88

—

1888

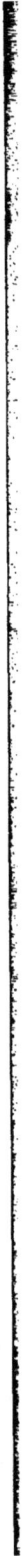

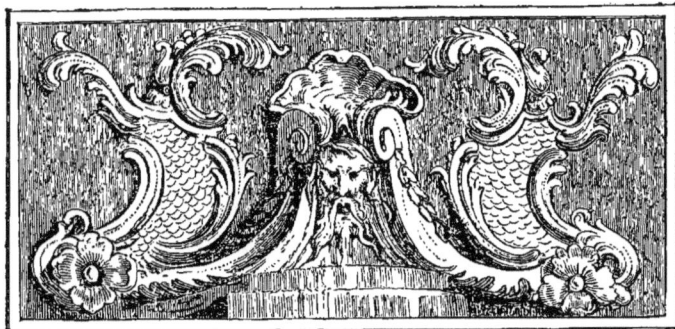

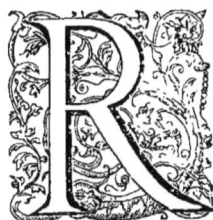

ECUEILLIR *au fur et à mesure de leur apparition les traces de la préoccupation des différentes administrations pour la santé publique à Rouen, tel a été le but de ce travail.*

Rien ne peut mieux peindre l'esprit d'une mesure proposée que les phrases par lesquelles son auteur l'exprime ; c'est pourquoi le style de ce livre sera de tous les siècles, mais jamais le nôtre.

Pour n'avancer rien que de vrai, nous n'avons cité que des documents officiels. M. de Beaurepaire, par un savant travail, a rendu accessibles aux profanes les Archives communales de Rouen ; c'est grâce à son inventaire qu'il nous a été possible d'entreprendre cette étude.

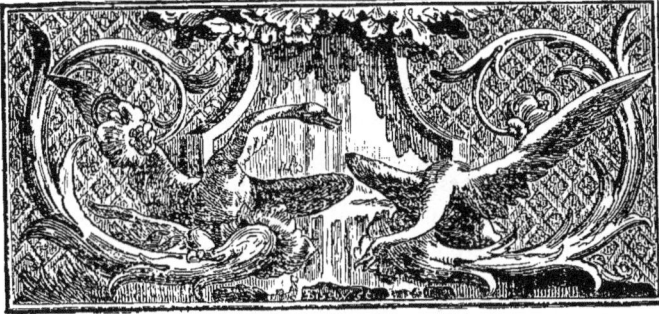

MALADIES CONTAGIEUSES

I. — LA PESTE

1498. — Le dimanche 13 octobre, Messieurs de ville firent deliberation sur ce qu'il estoit affaire pour aucuns de la communaulté qui s'estoient trepassez de la peste comme à Saint-Jean, Saint-Maclou et autres lieux. On conclut qu'il falloit prier Dieu, tenir les rues nectes, et oster les porcs et les oysons. Avoir quatre benneaux aux quatre quartiers de la ville.

1500. — La peste régna; contre ce mal la saignée était en honneur, aussi trouvons-nous, en date du 18 juillet 1500, une délibération, sur les requêtes des barbiers et surgiens, à propos des ordonnances portant que les serviteurs ne pourraient user du métier. Ne se cognoissent aux saignez ne en quelz voines.

Dans cette même requête, il est dit : il y a bien pou de surgiens qui soient bons en ceste ville.

15 octobre 1510. — Touchant la maladie de peste que l'on craignait, et dont il y avait eu quelques cas en la ville, les médecins recommandent l'usage du triacle de pilules communes et autres

matériaux. On fera faire des prières et des processions, on défendra aux pauvres de tournyer par les églises et d'entrer par les
maisons pour mendier. Il sera bon de pourvoir de plusieurs barbiers pour faire les saignées, afin que les autres barbiers qui font
chacun jour les barbes, ne voisent seigner ne medechiner les
malades qui seroient malades de ladite maladie de peste. S'il y a
quelques hôtellerie ou taverne entachées de la maladie, elles
seront marquées, ou auront quelque signe.

5 novembre 1510. — Les conseillers de ville délibérant sur la
maladie de peste, dont quelques maisons avaient été entachées,
et dont quelques tavernes avaient été blechées, se décident, de
peur d'esclandre, à ne point mettre de signet aux maisons où il y
avait eu des malades.

A l'Hôtel-Dieu, il y avait huit-vingts malades de toutes sortes
de maladie ; la plupart des pestiférés guérissaient. Ce jour-là,
14 novembre 1510, il n'en était entré que deux.

Défense fut faite au prieur de la Madeleine de faire vendre les
habis qu'ilz ont en leur maison, que premier ilz ne facent mectre
en tonneaulx ou pouchons et porter à Launay, auquel lieu ilz
seront lavés de nuyct par quatre ou cinq fois.

Défense fut faite aux chinchers et autres qu'ilz ne vendent tels
biens que premiers ilz n'ayent esté lavez, sur peine de bannissement.

31 août 1511. — M. de Sauveterre, vicaire de Monseigneur de
Rouen, demande un secours en faveur de l'Hôtel-Dieu, où il n'y
avait pas moins de soixante à quatre-vingts malades de la peste,
et où il n'avait pas cessé d'y en avoir depuis quatre ans.

7 mai 1512. — Les sergents de la charité, nommés pour mar-
quer les maisons tachées de la maladie de peste, seront payés de
mois en mois sur les deniers communs.

28 mai 1515. — Assemblée des Conseillers de ville par ordre
de la Cour, devant Me Jacques Bordel, président en la Cour, Guill.
Le Roux et Guill. Adoubart, conseillers, pour délibérer : touchant
les médechins, cirurgien et croisez (croiseurs) qui avaient été
ordonnez à prendre garde, visiter et pencer, sur les malades de la

maladie de peste qui avoit eu cours en ceste ville, lesquelz pre-
tendoient estre paiez du temps qui estoit eschu depuis lad. maladie cessée et finie, comme se lad. maladie eut eu tousjours cours
et à ceste fin avoient mis la ville à procès.

Le médecin réclamait 10 livres par mois, le chirurgien 7 livres
10 sous, les croiseurs 60 sous : qui est un gros et grant proffict.

Il fut décidé que les gages cesseraient.

15 juin 1515. — Il est question de défendre aux Carmes de
quêter par la ville et de prêcher, parce que dans leur hôtel il y
avait danger de peste et qu'on avait eu à y constater quatre ou six
décès.

L'année suivante, 1516, le 8 avril, il fut payé 246 livres aux
médecins, chirurgiens et sergents de charité commis à gouverner
les malades de la maladie de peste.

16 août 1517. — Touchant la maladie de peste qui de présent
est en ceste ville et qui chacun jour pullule, Monsr Me Rob. Na-
guerel, docteur en médechine, a dit qu'il y a plusieurs sortes de
maladie de peste, c'est assavoir plusieurs epidymies et autres
maladies nommées catarres et autres nommées coqueluces. Dit
que entre les maladiez il y en a une qui est fievre continue qui
pour le present regne en ceste ville, dont plusieurs garissent et les
autres en sont mors. Dit que lad. maladie n'est contagieuse si la
fièvre continue n'y est. Dit que la maladie de verolle et rouguelle
sont maladies epidemielles, mais si la fièvre continue n'y est, ilz
ne sont dangereuses de mort.

Et n'est point d'opinion que, si la fièvre continue n'y est, les
maisons ne se doivent croiser.

A dit aussi que la maladie de peste n'est pas seulement en ceste
ville, mais est caisy universelle et pour ce luy semble que le principal est :

Se recommander à Dieu et a ses saints qui sont les remedes
principaulx. Les fruytages sont dangereux et principalement
fruycts gardez plus de vingt-quatre heures et sur ce on devroit
mectre ordre.

10 et 12 mai 1518. — On s'occupe des mesures à prendre pour prévenir la peste.

Il est question de recouvrir et nettoyer la Renelle, de faire des retrais (latrines) dans les maisons, de surveiller les regratiers qui vendent la chair vive et morte, de brûler les habits des pestiférés, de faire un hôpital particulier pour ce genre de malades. L'avis du procureur du roy, Rob. de Villy, était : Il seroit bon faire ung ospital pour recueillir les malades de peste, il seroit bien hors la ville, derrière le Viel Palais.

En attendant :

Que chacun tienne la rue necte devant son huys sans gecter les immondices ailleurs qu'en la rivière d'Aubecte.

Nicolas Briselet ajoute : l'en devroit deffendre aux medechins, a qui sont chacun jour portées eaues (urines) à voir qu'ilz ne les gectent ne seuffrent gecter par les rues. Il en pourroit et peut advenir grans inconvéniens.

Rob. Langlois trouve : en tant que sont les abiz des malades qu'ilz soient brullez, et que a raison qu'ilz ont esté par cy-devant portez par la ville et mis en la tour, il en est advenu plusieurs inconveniens, et que quelque jour pour ce que l'en croit : fuyez, vecy les abiz des mors de peste que l'en porte à la tour! une jeune fille en estoit à l'instant décédée.

1520. — La création d'un hôpital spécial était décidée. Le 11 mars il y eut assemblée pour savoir où pourra estre faict ung ospital pour mectre et recueillir les povres malades de la maladie de peste pour ce que chascun jour ilz sont mis avec les autres malades en l'Ostel Dieu de la Magdeleine. On parle du Pré-de-la-Bataille et du clos Saint-Marc, comme emplacements.

Malgré ces précautions, aux années 1521 et 1522, la peste fut presque universelle; la ville de Rouen en fut si affligée, que le dimanche, à la messe de Saint-Maclou, à peine eût-on pu trouver avec les prêtres quarante personnes. On institua, aux dépens de la ville, quatre hommes revêtus de robes bleues qui attachaient des croix blanches aux maisons infectées de peste. Ces marqueurs avaient 60 sous de gages.

L'ordonnance relative à la peste portait que les biens epyde-
miez seraient portés à l'Aunay pour y etre purgés et mun-
diffiez.

15 septembre 1529. — On décida que s'il y avait, au lieu de
l'Aunay, une maison où l'on pût nettoyer les biens des pestiférés,
loin des édifices et des maisons manantes, on s'en servirait ; qu'au
cas où il n'en existerait pas, il en serait construit une aux frais de
la ville. Cette question fut encore l'objet d'une délibération le
20 mai 1533.

30 novembre 1536. — Quel ordre mettra-t-on pour la peste !
Ordonnera-t-on un lieu hors la ville pour les *epidemiez* ? Est-il
propre d'ordonner que les maisons épidemiées soient closes et
fermées pendant quarante jours, et pour toutes personnes indiffé-
remment, ou pour les vendeurs de victuailles, taverniers, boulangers et bouchers seulement ?

Après étude, il en sera délibéré dans une prochaine réunion du
Conseil de la ville.

1er, 3 et 5 décembre. — Étant présents en l'assemblée les
médecins de Rouen, Guill. Tardivel et Rembout, chanoines de
Rouen, licenciés en médecine ; Jean Regnard, Vincent de la Balle,
Guill. de Béthencourt, René de Laigle, autres licenciés en médecine, on s'occupe de la maladie de peste, laquelle on voyait
à présent courir en la ville.

Délibéré fut, soulz le bon plaisir de la Court : qu'il n'est pour
le présent, bien ne decent, ordonner que les maisons (inficiées)
soient closes et les domestiques enfermés en icelles. Suffira
faire garder l'ordonnance (1) par laquelle il est commandé :

(1) Il est fait ici allusion aux ordonnances contre la peste dans la ville de
Rouen, rendues par la Cour de l'Echiquier de 1507 à 1513, dont une édition
de Martin Morin existe à la Bibliothèque de la ville et a été réimprimée avec
une introduction de M. Charles Lormier, par les soins de la Société des Biblio-
philes Normands. Toutes ces ordonnances sont les mêmes, dans d'autres
termes, que nous avons trouvées dans les archives communales ; cependant, le
rôle des sergents de charité et de leur prévôt y est plus clairement exposé. Voici
le texte de l'ordonnance à ce sujet :

Item et pour ce que comme devant est dit tout l'inconvénient de peste qui porter verges en allant par les rues, à ceulx qui gardent les mallades et autres qui demeurent ésdictes maisons epidemiez, et lesquelles verges doibvent estre de telle grandeur et estre tenuz en telle evidence que l'intention de l'ordonnance ne soit defrauldée. Il sera deffendu aux dessus ditz de communiquer avec les sains.

Les habits des épydémiés seront purgés à l'Aunay, conformément à l'arrêt du Parlement de Normandie, en date du 12 avril 1537. Les avis des médecins étaient qu'il n'y avait alors que peu de pestiférés.

11 mai 1537. — On enjoignit au collége de médecins, conformément à un arrêt de la Cour, d'élire un d'entre eux pour panser les pestiférés. A leur refus, ils seront contraints par sentence. Comme on le verra par la suite, il n'y eut jamais de refus, partant jamais de sentence.

a este et est en ceste dicte ville est venu et procede vient et procede de la communication et frequentation des ungz avec les autres. Et aussi des habitz et habillemens seruans ausdicts malades que depuys par avarice ou autrement les autres ont recueully et s'en sont seruys et miz à l'entour de leurs personnes. A este aduise comme grant besoing et mestier est pour la conservacion de la chose publique quil y aura six ou huyt, c'est assauoir en chacun quartier du moins, de bons et seurs personnages qui seront stipendiez et salariez des deniers communs de la dicte ville. Lesquels iront et seront tenuz incontinent ou tantost aprez quil y aura eu aucun malade ou decede de ladicte maladie de peste hors touteffois le dict lieu de la magdelene aller et entrer es maisons diceulx malades et illec faire telz exploitz qui par iustice leur seront commandez, soit sur ceulx qui sont ou ont este a l'entour desdicts malades ou sur leurs habillemens et autres ustensilles desdicts malades. Et lesquelz hommes que len nommera sergens de la charité en signe de deuocion et affin quilz puissent estre congneuz seront vestuz sur leurs autres habitz de couleur perse et par dessus auront une croix blanche et ne sapprocheront des gens mais yront de lautre coste quils les verront. Desquelz huyt varletz y aura lun qui sera par dessus nomme le preuost de la charité affin que si lesdicts varlets estoient incurieux dentrer esdictes maisons et faire les exploitz qui leur seroient commandez par celuy ou ceulx qui seront commis par chacune desdictes paroisses ilz y puissent estre contraintz reaulment et de fait en sorte que en default de ce ne puisse advenir aucun inconvenient ne soufrete ausdicts poures paciens.

Les devoirs du médecin de la santé étaient de visiter, solliciter et panser tous les bourgeois, manans et habitans d'icelle ville, et fauxbourgs, lieu de santé, grands et petits, riches et pauvres, indifferemment quelconques, seront malades de la peste, et aultres maladies contagieuses. Ne prendra rien des malades sinon de ceux qui librement le voudront gratifier.

26 août 1559. — Pour donner ordre et obvier aux inconvénients de la maladie de la peste, M. Gilles Michault, docteur en médecine, est nommé aux gages de 250 livres par an.

24 décembre 1560. — Guillaume Le Fevre est établi chirurgien de la santé. Il pansera et médicamentera les pestiférés au quartier Martainville, les visitera dans leurs maisons. Il aura 100 livres par an. Il aura soin de clore sa boutique en temps de pestilence et exercera en personne et non autrement.

10 avril 1572. — On avait appelé de Paris Me Du Breuil, docteur en médecine, pour être médecin des pestiférés, aux gages de 400 livres par an. Il avait fait promettre qu'on s'occuperait de lui trouver une maison; le Conseil nomma une députation à cet effet le 22 avril. Dans leur délibération sur ce sujet, les médecins de Rouen avaient trouvé le sieur Du Breuil fort honneste personnage, docteur de la Faculté de Paris, capable et suffisant; cependant, ils n'en pouvaient bailler attestation par écrit, vu que c'est chose inaccoutumée, et seroit faire tort à MM. de la Faculté de Paris, qui l'avoient receu et passé docteur.

19 août 1586. — Les médecins de Rouen, René de l'Aigle, Guerente, le Pigny et Anquetil, donnaient à Robert Anger, natif des environs de Toulouse, un certificat appuyant sa candidature. Il se proposait de remplacer, comme médecin de la santé, André Du Breuil, qui n'exerçait aucunement sa charge.

Ces deux certificats sont séparés par des libéralités faites par la ville à Du Breuil. On lui avait accordé, le 27 août 1579, la somme de 16 livres pour le louage de sa maison. Puis, le 7 juillet 1581, une robe en camelot teinte.

Furent encore médecins de la santé :

Me Le Coq;

Pierre Michel, tenu d'aller aux villages quand il lui sera ordonné;

Lazarre Bouette, 1578, aux gages de 800 livres, outre le louage de sa maison;

Me de May, qui exerçait à Andely, sous le contrôle du Conseil de Rouen;

Mathieu Bazire, 1597.

5 mars 1603. — Sentence du Bailliage au sujet du logement de Me Hemmery, cirurgien au bourg de Darnetal, préposé pour panser et médicamenter les personnes agitez de la maladie contagieuse du dit lieu et des lieux circonvoisins.

24 mars 1609. — Le Conseil approuve l'achat de places et de maisons pour le logement du médecin, du barbier, des croiseurs et éventeurs du danger.

3 septembre 1619. — Pour eviter aux inconvenients que l'on pourroit encourir en temps de peste par la frequentation des médecins, apoticaires et autres officiers de la santé s'ils n'estoient cognus et discernés d'avec le commun par quelques marques, le maître des ouvrages fera faire au medecin un manteau de taffetas médiocre de couleur tirant sur le violet, et aux apothicaires, chirurgiens, croiseurs, marqueurs et esventeurs, chacun un manteau de couleur avec croix blanche.

A partir du 20 octobre 1622, les médecins de la contagion sont plus nombreux et toujours au moins deux, aux gages de 800 livres.

David Jouyse.

Gilles le Vasseur, dit Vaugosse; la ville advisa de le loger proche Me David Jouyse, à présent faisant fonctions de medecin de lad. santé, pour avec lui exercer lad. charge, afin de l'instruire des moyens les plus propres à traiter les malades.

10 octobre 1619. — On prie M. Martin *(sic)* le Pigny, docteur et doyen de la Faculté de médecine, de trouver un médecin de la contagion pour remplacer le sieur Jouyse, démissionnaire. Jean Lugneau, de la paroisse de Sainte-Croix, est nommé par les curez pour assister les inficiez de la contagion.

18 octobre 1620. — La ville passe contrat avec Jacques de L'Ecluze, docteur en médecine, nommé médecin de la contagion (il portera la robe).

27 octobre. — Même contrat avec Nicolas Bence.

20 avril 1622. — La ville fait contrat avec Pierre Robinet, docteur, régent de la Faculté de médecine de Paris, nommé médecin de la santé en remplacement de L'Ecluze.

1622. — Emmanuel Jouyse prend la place qu'avait occupée son père.

6 septembre 1625. — Le traitement de Me Nicolas Bence est porté à 1,000 livres.

24 septembre 1648. — On nomme Pierre Levesque médecin de la santé, pour remplacer Bence, qui est déjà vieux, quand il sera mort; il touchera seulement 500 livres pour le présent, et 1,000 quand Bence ne sera plus.

23 septembre 1649. — Pierre Duhamel est admis pour médecin de maladie de peste, aux gages de 1,200 livres.

27 novembre 1649. — Traité fut conclu entre la ville et noble homme Jacques Boujonnier, docteur en médecine, de la Faculté d'Angers, pour la visite et médicamentation des pestiférés. On trouve mention de ses gages payés jusqu'en 1666, le 13 août; vingt ans plus tard, 1686, le 21 septembre, Me Boujonnier est de nouveau établi médecin de la santé.

16 décembre 1695. — On supprime la charge de médecin de la contagion, qui n'avait jamais rendu le moindre service. La maison occupée par le médecin sera louée au profit de la ville.

Les remèdes employés contre la peste étaient :

Le premier antidote; les merveilleuses vertus duquel ont été souvente fois expérimentées contre la peste, tant pour préserver les sains, s'ils en prennent tous les jours la grosseur d'une noisette, que pour guérir ceux qui sont pestiferez, si on leur en baille au commencement de la maladie deux drachmes avec du suc ou eau distillée de charbon bénit ou de galéga, lesdists pestiférés mis dans le lict pour suer et prenans deux ou trois fois de ce bruvage avec quelque distance de temps d'une prise à l'autre.

Pour composer cet antidote :

Prenez de rharbarbe rhapontic, apportée du Ponte, racine de valeriane, acore, mal appelée canne odorante, souchet quinte feuille, tormentille, aristolochie ronde, pivoine, aunée, coste, flambe illyrique, chamœleon blanc, de chacun trois drachmes.

Item Galauga impériale, dictam blanc, angélique, millefeuille, filipendule, zedoaire, gingenvre, de chacun deux drachmes. D'agaric, trois drachmes, romarin mâle, gentianne, mots du diable, de chacun deux drachmes et demye. Davantage de graine de citron, d'agnus castus, graine d'escarlatte, de fresne, d'ozeille, de pastenade sauvage, graine de naveau, de nielle, de pivoine, de basilic, d'erysimum, thlaspi, fenouil, amni, de chacun deux drachmes ; outre ce, des graines de laurier, genevrier, liarre, liset piquant, cubèbe, de chacun une drachme et demye. Feuilles de scordium, de chesnette, d'ève musquée, de petite centaurée, de stœchas, de nard celtic, de calamenthe, rue, menthe, betoine, verveine, scabieuse, chardon beneit, mélisse, de chacun une drachme et demye ; de dictam, de caudie, trois drachmes ; mariolaine, millepertuys, jonc odorant, marrube, galega, savinier, pienpinelle, de chacun deux drachmes ; figues sèches, noix, pistaches, de chacun trois onces ; de myrabolans, emblics, quatre drachmes ; fleurs de borrache, et buglosse, roses, lavande, sauge, romarin, de chacun quatre scrupules ; de saffran, trois drachmes ; de canelle, dix drachmes ; de gyroffle, noix muscade, macis, de chacun deux drachmes et demye ; de poivre noir et long, de tous fantaux, de bois d'aloes, de chacun une drachme ; de l'os du cœur de cerf, racleures d'ivoire, nerf de cerf, castorée, de chacun quatre scrupules ; de terre scellée, trois drachmes ; d'opium, une drachme et demye ; de perles orientales, de poudre d'émeraude, d'hyacinthe, corail rouge, de chacun une drachme et demye ; de camfre, deux drachmes ; mastic, encens, storax, myrrhe, gomme arabique, térébenthine, sagapène, opoponax, benzoin, de chacun deux drachmes et demye ; de musc, d'ambre, de chacun une drachme ; d'huile de vitriol, demye once, poudre cordiale tempérée, diamarjaritem, diamoschum, diambar, électuaire de pierres précieuses, des trocises, de camphre, de seille, de chacun deux drachmes et demye ; des trocises de vipères, deux onces ; de suc d'oseille, de laitteron, de scordium, d'échium, borrache, melisse, de chacun demye livre ; d'hyposcitis, deux drachmes ; de thériaque, bien *choysie*, de bon mythridat, de chacun six onces ; de bon vin blanc vieil, trois livres ; de sucre, de madère, ou de très bon miel, huict livres et dix onces.

De toutes ces choses, recherchées avec toute diligence possible et bien *choisies*, il faut composer un électuaire de telle sorte que la thériaque et le mithridat sont composés.

Il faut encore citer :
L'huile de scorpions.

Une telle médication explique suffisamment le peu de services rendu par les médecins de la contagion.

Les chirurgiens de la contagion sont moins souvent cités; on ne peut pas en dresser la liste aussi complétement que celle des médecins.

Nous avons déjà cité une requête des surgiens en temps de peste, dès l'an 1500.

1656. — Ch. Pellé est nommé chirurgien de la santé en remplacement de Denis Audierne, décédé. Les honoraires (gages) étaient de 25 livres par mois.

1659. — Pierre Audierne est chargé des mêmes fonctions au bourg de Darnétal et lieux circonvoisins.

Jean Beaurain mourut de la contagion dans l'exercice de ses fonctions, en 1690.

François Beaurain, son fils, lui succéda.

Louis le Prevost, chirurgien de la santé, mourut aussi dans l'exercice de son ministère. On laissa à Marie Avice la jouissance du jardin qui avait été concédé à son mari.

C'est le 25 mai 1697 que la suppression de la charge de médecin de la santé est approuvée par arrêt du Conseil d'Etat. A partir de cette date, il n'est pas davantage mention des chirurgiens.

Parmi les apothicaires de la santé, on peut citer quelques noms:

Nicolas le Herault;
Louis Ragot, 1619;
Pierre Locquet, 1622;
Richard Desperrois;
Michel Ballé, 1635;
Guill. Aubour, 1636.

Passons aux traces laissées par *les intendants-administrateurs pour les affaires de la maison de santé pour les pauvres infectés de peste.*

17 novembre 1644. — N. de Bordeaux fut nommé pour trois ans.

17 août 1646. — Thomas Papin, demeurant paroisse Saint-Patrice, fut élu en remplacement de Jacques Chapelier, déchargé

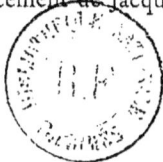

à raison de son incommodité sur le rapport de médecins, d'apothicaires et de chirurgiens, et moyennant le don fait par lui de 300 livres.

22 août 1646. — Antoine Rodrigue de Marais, demeurant paroisse Saint-Vincent, fut nommé en remplacement de Papin, qui s'était fait dispenser en raison d'infirmités et moyennant un don de 300 livres; il fut déchargé de ses fonctions pour cause de santé, le 24 septembre 1648.

14 mai 1650. — Le sieur Lamerque est nommé receveur de la maison de santé, en remplacement du sieur Henriquez, déchargé moyennant 4000 livres à employer aux nécessités de l'évent.

Parmi les fonctionnaires subalternes employés contre la peste, nous aurons à citer : pour l'évent des meubles des pestiférés, dont on s'occupe dès le 20 mai 1533 :

Les éventeurs du danger, institués par une délibération du Conseil du 13 mai 1537, portant que les ordonnances de 1512, 1518 et 1537, relatives aux habits des pestiférés, seront observées. La purgation sera faite à l'Aulnay, où les habits seront transportés enfermés dans des tonneaux et dans un bateau distingué par une marque particulière.

1er juillet 1544. — Marché fait avec un batelier pour passer les pestiférés à l'Aulnay.

4 octobre 1570. — C'est Adam Martel qui est institué garde de la maison du Petit-Aulnay, pour éventer, purger, nettoyer les biens meubles pestiférés des habitants de Rouen, aux gages de VI. l. t. par an.

28 août 1596. — Il est fait mention de Gervais Caron, nommé l'un des deux éventeurs, aux gages de 5 écus par mois pour éventer les maisons où seraient décédées personnes de la maladie contagieuse, brûler les feurres dans les cheminées, ballier et nettoyer les ordures.

20 novembre 1624. — Ordre donné, attendu la diminution de la maladie contagieuse, à deux des six religieux de la mort, préposés (depuis deux ans, ainsi que nous le dirons plus tard) à l'évent des maisons, de se retirer à l'évent pendant quelques jours avant de converser avec le monde.

17 décembre 1626. — On leur vote des remercîments.

28 septembre 1638. — Il est encore question des pères capucins du danger, dans l'inventaire des meubles qui leur avaient été fournis par la ville.

22 août 1646. — Il est aussi question d'un nommé Jacques, l'un des sergents de la charité. Lorsqu'il lui sera ordonné, il portera la robe qui lui sera baillée par la ville, fera l'inventaire des meubles des maisons pestiférées, aidera à charger, à mener lesdits meubles sur le quai au batelier Jacques Hellot, préposé pour éventer, au Petit-Aulnay, même portera les corps morts aux lieux qui lui seront désignés, les enterrera. Conduira et mènera le bateau étant au quai du lieu de santé destiné pour passer les préposés et officiers de la contagion, de l'autre côté de la rivière de Seine ou ailleurs, où la nécessité le requerra; même passera tous les malades venant de hors le pont pour se rendre audit lieu de santé, et toutes les autres personnes qui lui seraient commandées.

En temps de contagion, il ne pourra se transporter en l'Hostel-de-Ville, ains y envoiera personne nette et sans suspicion.

A chaque instant, on trouve exprimée la nécessité d'augmenter le personnel des éventeurs, marqueurs et croiseurs de la charité (2 décembre 1619 — 26 avril 1622).

1646. — On prend à louage, pour les loger, deux petites maisons de pierre Mery, moyennant 40 livres par an; on avait nommé deux éventeurs en plus des quatre ordinaires, lesquels ne pouvaient satisfaire, dans le temps porté par le règlement, à purger toutes les maisons infectées de peste, pour le grand nombre qui en ont été touchées et affligées (26 septembre et 19 octobre 1646).

4 avril 1650. — Le Parlement prie le Corps de ville de fournir une contribution pour la construction des loges qui doivent être bâties par augmentation au lieu de l'évent.

Nous trouvons encore un détail sur cette institution, en cette même année 1650. Le 15 septembre, Louis Bourdon, procureur des officiers de la santé, étant décédé, on commet à sa place Robert Thierré pour distribuer les nécessités aux personnes infectées de la contagion. Il se transportera tous les soirs au logis des enquêteurs de la ville pour prendre d'eux les rapports des maisons affligées de la maladie, et iceux rapportés le lendemain, les portera au logis des médecins, apothicaires, chirurgiens, marqueurs et éventeurs. Il sera tenu d'acheter, aux dépens des malades, les vivres nécessaires, sans prendre d'eux d'argent et de faire administrer les vivres aux prisonniers pestiférés. *Les gages fixés à 120 livres (?)*.

1er juin 1719. — On nommait encore François Mauger comme éventeur, pour la maladie contagieuse.

Nous avons déjà eu l'occasion de parler des marqueurs, nous n'y reviendrons pas.

La ville eut souvent à discuter avec ces employés, au sujet de leurs gages. Le point difficile à établir était l'existence de la peste :

Veu que grâce à Dieu il n'y a plus de peste à Rouen, les croiseurs ne seront plus payés que 60 sous par mois (13 juillet 1630).

7 juillet 1369. — Réunion pour délibérer sur la requête présentée par les six marqueurs croiseurs des maisons infectées de la maladie contagieuse, à ce qu'il plaise à la ville leur continuer les mêmes gages en temps de santé comme en temps de maladie. On congédie deux marqueurs avec 30 livres de gratification à chacun d'eux. On paiera, à l'avenir, aux quatre marqueurs ordinaires, 8 livres par mois durant le temps de santé et 12 livres en temps de maladie.

Le zèle des sergents de charité, marqueurs et autres, n'est pas à l'abri de tout reproche. On en peut juger par le compte rendu de la réunion du 15 juin 1622, en présence de MM. du Bureau, demandés exprès :

Attendu les grandes plaintes qui continuent sur les marqueurs, éventeurs et quelques autres officiers de la contagion, d'où provient la maladie contagieuse de peste en ceste ville et ès environs, il est nécessaire de faire recherche de quelques religieux qui charitablement s'emploient à assister les malades de la contagion, et avoir l'œil sur les maisons affligées d'icelle. Et parce qu'aucuns des religieux Capussins et pères Jésuites semblent s'y vouloir offrir à ce qu'on aye à adviser à leur trouver maison pour leur logement mesmes, pourveoir à leurs vêtements, nourriture et chauffage.

Deux jours après, le Conseil arrête que au plus tôt faire se pourroit on fournira d'une maison à quatre religieux ou plus s'il est besoing.

25 juin 1622. — M. de Cantelou fait rapport de la conférence qu'il avait eue avec les pères capucins et avec le père Sec, jésuiste. En conséquence, il fut arresté pour ne manquer à la nécessité publique que les pères capussins soient seuls employez au secours et assistance des malades tant pour raison des frais qui en seront moindres que parce que lesd. capussins s'accommoderont mieux estant seulz que joincts avec autres religieux qui ne sont de leur ordre et qui ont leur façon de vivre différente.

1er février 1623. — Acte est donné que les capucins et les jésuites avaient témoigné beaucoup de charité durant le fort de la maladie en la sollicitation de ceux qui en avaient esté affligéz.

Les capussins demandent à estre preferez en ce bon œuvre à tous ceux qui pourroient avoir la mesme charité. Ils alleguent plusieurs considérations qui leur faisoient espérer ceste faveur, sçavoir est la mort de leurs frères qui s'estoient exposez librement aux dangers qui les avoient enfin emportez par la force du mal.

Délibération : on conservera deux pères capucins et leur garçon, on donnera à chacun 20 sous par jour. On remercie les jésuites de la bonne assistance qu'ils avaient rendue au public.

A côté de l'évent des meubles et habits des pestiférés il faut placer l'évent et l'isolement des pestiférés eux-mêmes.

Nous avons déjà cité, en 1520, l'idée d'un hôpital spécial.

Ajoutons que :

20 août 1552. — On s'occupe d'un lieu pour les pestiférés. A esté advisé que le lieu de Jhérico est incommode pour loger les pestiférés, que cellui de Saint-Mor, le Prey-de-la-Bataille, la Motte, ayant par cy devant appartenu au deffunct M⁰ Gieffroy Magin ou bien la Magdalene seroyent lieux plus commodes. Pour soy plus amplement informer de la commodité ou incommodité du dit lieu de Jherico, deux des conseillers modernes se transporteront sur le lieu avec deux médecins ou cirurgiens desquelz sera prinz les advis pour entendre les dispositions de l'air et s'il serait nuisible à la ville ou non.

12 mai 1552. — Il n'est memore que les chaleurs ayent esté tant vehementes et continuelles qu'elles sont de présent, qui est indice de temps pestilentieux. Le jardin du général Prudhomme doibt estre achepté pour recepvoir les malades de peste.

29 mai 1553. — Le sieur Petremol, président au Parlement, dit que l'an passé la ville fut assaillye en trois endroictz de peste et que à l'aide de gens de bien ilz y avoient bien pourveu ; a dit qu'ilz avaient advisé d'un lieu propre pour les pestiférez et que s'il en est ainsy qu'il soyt achepté.

7 août 1556. — Arresté ou cas que notre Dieu voulsist affliger les habitants de ceste ville de peste ou de malladie contagieuse, dont toutes fois de sa grace son bon plaisir sera les preserver, que le jardin et prez assis en la parroisse de Saint-Hilaire, appartenant à la maison de ceans, seront prinz et emploiez pour dresser ung hospital.

18 octobre 1563. — Grand nombre de notables bourgeois seront mandés au Bureau de la ville, en la présence de plusieurs médecins barbiers et cirurgiens pour adviser sur la commodité ou l'incommodité de la place et lieu du général Preudhomme près ceste ville pour scavoir se elle sera propre pour les pestifferez de lad. ville.

28 juillet 1564. — Réunion pour entendre si la maison de feu Mons. Preudhomme est propre pour faire ung bastiment pour les pestifferez.

Penultième d'août 1580. — On prendra le lieu de Grand-Aulnay pour recevoir les malades de la maladie de peste et on y mettra quelques religieuses de l'Hôtel-Dieu ou leurs servantes.

Le Conseil est d'avis, soubz le bon plaisir de la Court, que le lieu et jardin de défunt Mons. le général Preudhomme soit basty s'il est trouvé qu'il fut commode pour le logement despestiférés.

24 juin 1581. — Il est mention de la maladie de peste qui commence à pulluler bien fort. Le 7 juillet suivant, en attendant que l'on se soit accommodé d'une isle prochaine de la maison de santé, les personnes n'ayant aucun lieu aux champs pour eux retyrer, lesquelz se trouveroient avoir logé et conversé avec les mallades de peste et ne seroient encore surpris de lad. malladie, doibvent estre envoyez et conduicts au lieu de Saint-Jullian pour illec s'esventer et prendre ayr.

11 août 1592. — Les mallades qui n'auront commodité de demeurer en leurs maisons seront conduictz en l'Hostel-Dieu de la Magdalène. Les inficiez indigens et pauvres se retireront en la maison du lieu de Saint-Jullian et ceulx qui seront riches ou aisez en certaines maisons estant hors la porte Martainville sur le courant de la rivière d'Aubette ou Cay du Cellier, auxquelz lieux ils pourront faire dresser à leurs despens tentes commodes pour leur habitation.

30 mars et 7 avril 1593. — On s'occupe d'accommoder au lieu de santé loges nécessaires pour y retirer et mectre les inficiez de la contagion.

11 mars 1654. — Bénédiction de la première pierre de l'hôpital du lieu de santé au faubourg Cauchoise, pour les malades de la peste, par l'évêque d'Olonne, en présence du duc de Longueville. Nom de Saint-Louis donné à l'établissement.

16 décembre 1666. — La tour Gobelin est affectée à l'usage de médicamenter les personnes malades de peste.

9 mai 1722. — Au sujet de l'établissement d'un lazaret au Hoc, à l'embouchure de la Seine, lieu qui paraissait plus commode que les îles de Saint-Marcou et Zezambre, on prend l'avis de Jean Preud'homme, Noël Pauterel, Guill. Durand, Etienne Clouét et Agasse, tous maîtres de navires.

Quelques mesures spéciales furent prises contre la propagation de la peste.

Du 22 janvier au 1er juillet 1559. — Par précaution contre la peste qui régnait à Dieppe, il fut enjoint aux portiers des portes de ne permettre entrer ou être apportés en ceste ville aucuns meubles des habitans de Dieppe.

7 août 1596. — On délibère pour savoir s'il est propre de faire fermer partie des portes de la ville pour éviter la maladie contagieuse.

10 juillet 1606. — Par placart imprimé il est fait deffense d'apporter en ceste ville aucuns biens, hardes, marchandises provenant des villes de Paris, Pontoises, Gisors, Caen, Toucque et autres lieux notoirement infectés de peste et aussi pour les marchandises de laine, fil, filasse, coton, drapperies susceptibles de mauvais air. Seront mis à l'anchre au delà de la banlieue pour y être bien et deüement eventez, purgez et nettoyez par le temps et espace de quarante jours.

30 novembre 1611. — Il sera baillé à ceux de la R. P. R. une verge de terre au lieu vulgairement appelé le Champ-du-Pardon, pour servir de cimetière à ceux de lad. religion qui décèderont de la peste.

14 mai 1625. — On donna une prise d'eau sur le cours de la fontaine Saint-Filleul, pour servir aux logis de l'évent du lieu de santé.

1er juillet 1638. — Concession aux Filles-Dieu d'une prise d'eau sur les fontaines, pour l'usage de leur maison, où la peste avait régné, en considération qu'elles étaient employées au service des pestiférés.

16 novembre 1649. — Les salles de l'Hôtel-de-Ville furent accordées à Messieurs des Requêtes et de la Chancellerie, à cause de la peste dont étaient affligées les buvettes du palais.

13 janvier 1720. — Des gardes furent proposés en divers quartiers pour faire la visite des carrosses, coches, charrettes messagères, chasse-marées, coquetiers, colporteurs, pour vérifier s'il y avait des marchandises dont l'entrée fut prohibée à raison de la peste.

Toutes ces mesures coûtaient cher au trésor de la ville.

C'est ainsi que :

14 juillet 1582. — Le Conseil délibère pour aviser et faire fondz de la somme de 1,000 escus pour subvenir à l'entretenement des pauvres personnes tant malades de peste que inficiez de la maladie d'icelle.

18 mars 1588. — Pour resoudre de fournir deniers suffisans pour subvenir à la santé de la ville et obvier à la contagion de peste.

17 février 1620. — Pour suyvant l'arrest de la Court de Parlement, du 11 du mois d'oct. dernier, délibérer sur les propositions, faites en lad. Court par MM. les Commissaires deputez, en la Chambre ordonnée sur le faict de la santé, de se servir des deniers destinez pour la réfection du pont pour faire bastir ung hospital hors la ville pour y médicamenter les personnes malades de la contagion.

13 mai 1620. — Le Conseil accorde aux administrateurs de l'Hôtel-Dieu 10,000 écus, à prendre sur les deniers du pont.

Au nombre des sacrifices faits par la ville, pour la peste, citons encore la délibération du 14 juillet 1637, dans laquelle a esté unanimement faict vœu à Dieu soubz l'intercession de la très saincte Vierge, au nom de toute la communauté de ceste ville, à ce qu'il plaise à la divine bonté par l'intercession de sa sacrée mère, faire cesser la maladie de peste dont ceste ville est affligée et pour l'accomplissement dud. vœu il a esté arresté qu'il sera offert par le Corps de lad. ville, avec toutes les bonnes préparations de vrais chrétiens devant l'image de la glorieuse vierge qui est auprès du crucifix dans l'église cathédrale de ceste dite ville, une lampe d'argent d'une valeur de 1,200 à 1,300 livres.

12 décembre 1637. — Marché fut fait par la ville pour entretenir d'huile la lampe présentée par vœu à la Sainte Vierge pour la cessation de la maladie contagieuse.

Nous constaterons, en terminant ce qui regarde la peste, à l'éloge des conseillers de ville, que non seulement ils firent des décrets, mais qu'encore ils veillèrent à leur exécution; exemple cette contravention :

9 octobre 1584. — Femme condamnée par sentence du balliage à jeuner au pain et à l'eau à un casouart (?) pour avoir contrevenu à la défense qui avait été faite à toute personne, sous peine de fouet, de estaller aucuns fruïcts ni autres vivres soubz les portes et fauxbourgs de ceste ville et spécialement soubz la porte Cauchoise lieu et endroict où passe journellement le chariot de la Magdelaine pour porter les corps morts de la maladie contagieuse au cimetière Saint-Mor.

II. — MALADIES VÉNÉRIENNES

Penultième de novembre 1495. — Les uns parlent de loger ceux qui sont atteints de la maladie de Naples (syphilis) à l'hôpital hors Martainville, les autres de les mettre au Mont-aux-Malades. Conclusion : l'on fera crier à son de trompe que tous ceux qui ne seront de ceste vicomté vuident, et ce fait l'on parlera à MM. de la Magdelaine affin qu'ilz baillent le lieu pour les mectre, et sera fait quête aux paroisses aux dimences par quelque personne qui sera baillée aux dits religieux pour les supporter.

L'ordonnance de l'échiquier de Normandie, de 1507 à 1513, contre les bordeliers, était formulée ainsi :

Et si enjoint au dict bailly ou son lieutenant de faire à toute diligence inquisicion des maquereaulx et maquerelles et procéder à l'encontre d'eulx par bannissement ou interdiction de la ville et autres peines corporelles telles que le cas requerra.

16 août 1517. — May du Breuil, pénitencier, dit qu'il faut corriger les vices, tant de luxure que autres et qu'il n'y a si bonne rue en ceste ville où il ne demeure des paillardes et plusieurs folles femmes.

28 août 1646. — Sur la demande de Me Toussaint Thibault, prêtre et pénitencier en l'église cathédrale, consentement fut donné par la ville à l'établissement d'un lieu propre à renfermer les femmes et filles débauchées, à l'instar de Lyon et de Marseille. La tour du Colombier fut affectée à cet effet.

1ᵉʳ frimaire, an II de la République. — Un membre du Conseil
a dit :

Sans les mœurs, point de République, et sans la République,
la liberté n'est qu'une chimère. Le principal devoir des magistrats
républicains est donc de surveiller la jeunesse, de lui faire éviter
les écueils que la corruption et l'intrigue préparent à son inexpé-
rience sous les dehors trompeurs des plaisirs de la nature.

Jeunes héros, vous qui êtes l'espérance de la République, vous
tous qui dans cette cité vous rassemblez à sa voix pour voler à sa
défense, gardez-vous de boire dans la coupe empoisonnée du
vice ; craignez plus que la mort une dégradation physique qui
ferait le triomphe de vos ennemis. Que la continence relève, s'il
est possible, l'éclat de vos inclinations guerrières et vous rende
dignes des épouses que la patrie vous destine comme la plus belle
récompense de vos exploits.

Périssent donc les lieux de débauche, ces écoles de prostitution
où l'homme s'avilit dans la fange du libertinage ! Que désormais
les mœurs des Français répondent à leurs principes, et qu'elles
soient pures comme la liberté qu'ils ont conquise !

Sur quoi délibéré, le procureur de la République entendu, il a
été arrêté ce qui suit :

Art. I. — Tous propriétaires, principaux locataires, logeurs
en hôtes ou en chambres garnies, seront tenus, dans les trois
jours qui suivront la publication de la présente délibération, de
déclarer à un bureau qui sera ouvert à cet effet à la municipalité,
les femmes ou filles publiques et de mauvaise vie qui habitent
ou se retirent dans leurs maisons, sous peine par les contreve-
nants d'être réputés fauteurs, complices de débauche, et condamnés comme tels en 500 livres d'amende, six mois de prison
et de voir en outre leurs maisons murées.

Art. II. — Toutes filles ou femmes publiques et de mauvaise vie, nées dans une autre commune que celle de Rouen,
seront tenues de sortir de la commune dans les trois jours, sous
peine d'être arrêtées et conduites en la maison de réclusion.

Art. III. — Toutes femmes ou filles publiques qui seront rencontrées dans les rues, promenades, lieux de rassemblement, ou vues à leurs croisées, provoquant par paroles ou gestes licencieux;

Toutes femmes qui auraient favorisé la débauche, directement ou indirectement, en tenant des maisons de prostitution, ou corrompu des jeunes gens de l'un et l'autre sexe, pourront être saisies sur-le-champ, conduites devant le juge de paix, pour être, par voie de police correctionnelle, condamnées en 500 livres d'amende et à un emprisonnement de six mois.

ART. IV. — Ceux qui seront prévenus d'avoir attenté publiquement aux mœurs par outrage à la pudeur des femmes, par actions deshonnêtes, ou qui auraient exposé en vente des images et estampes obscènes, seront arrêtés et punis des mêmes peines. Les images obscènes, les estampes et les planches seront en outre confisquées et brisées.

La suite de cet arrêté vise les maisons de jeu, conformément à la loi du 22 juillet 1791.

24 frimaire an II. — Un détachement de la garde nationale est commandé pour accompagner les commissaires de police à l'effet de mettre en état d'arrestation les filles prostituées, ce qui sera fait cette nuit.

4 novembre 1853. — Un membre du Conseil demande que l'on prenne des mesures efficaces sous le rapport des mœurs. Le maire affirme que toutes les mesures possibles ont été prises. Un membre, médecin des hospices, objecte qu'il n'est pas persuadé que les visites soient faites aussi souvent que cela se pourrait; il y a plusieurs maisons qui se font soigner par des médecins particuliers, ce qui présente moins de garanties. Le maire affirme que toutes les femmes, dans toutes les maisons, sont visitées et qu'on les envoie à l'hospice lorsqu'on les trouve malades. Le membre, médecin des hospices, maintient l'exactitude de ce qu'il a avancé, il soutient qu'il y a plusieurs maisons qui ne fournissent pas de malades. Un membre dit que le danger consiste principalement dans les filles non soumises qui, le soir, se promènent dans les rues. Le maire dit qu'on arrête les filles qui arpentent les rues.

La discussion n'est pas suivie de délibération, le service fonctionne sur des instructions verbales.

III. — VARIOLE

25 nivôse an IV. — L'administration municipale, dirigeant son attention sur tous les abus et surtout sur ceux capables de porter préjudice à la santé de ses concitoyens, informée que depuis quelque temps l'inoculation de la petite vérole (il est ici question non de la vaccine, mais de l'inoculation du pus variolique) se pra· tique dans l'intérieur de cette commune à un tel point qu'il ne pourrait en résulter que les plus funestes effets.

Considérant que tolérer dans l'enceinte d'une commune, surtout aussi peuplée que la nôtre, une semblable pratique, c'est y entretenir un foyer sans cesse renaissant de putridité, dont les parties volatiles et malignes propagent cette maladie si funeste au genre humain, et dont les effets sont d'autant plus meurtriers que ces miasmes sont respirés par des individus atteints à l'improviste et sans les préparations nécessaires pour en tempérer la malignité, délibère, ayant pris au préalable les avis de plusieurs médecins et chirurgiens de cette commune, en possession de la confiance publique, d'enrayer cet abus.

Suit un arrêté.

Il n'est pas parlé en mêmes termes de la vaccine, car le 25 prairial an IV, c'est pour prévenir la défaveur qui menaçait un préservatif nouveau, à la vérité, mais appuyé déjà sur une masse de faits considérables, que l'on délégua les citoyens Gamare, Dieu, Benard, Dulong, Labarbe, Mulot, Lamauve, Leprevot et Godefroy, officiers de santé, pour faire des expériences à la prison, pour convaincre les citoyens Lemaire-Ternante et Desaleurs, lesquels avaient incriminé la méthode comme dangereuse, et qui, convoqués, ne vinrent pas.

Ce fut l'administration préfectorale qui dota la ville d'un comité de vaccine.

Arrêté préfectoral du 16 pluviôse an XI :

ART. I. — Un Comité central de vaccine est établi dans la ville de Rouen.

(Membres : Gosseaume, Roussel, Laumonier, Maury, Robert, Lamauve, Blanche.)

ART. VIII. — Tout individu admis temporairement ou à perpétuité dans les hospices et dans les établissements publics, s'il n'a pas eu la petite vérole, sera soumis à la vaccination.

ART. IX. — Désormais nul élève ne sera reçu dans les lycées, les écoles secondaires ou primaires, qu'il n'ait été soumis à la vaccination.

ART. XIX. — Les curés et desservants sont invités à concourir par tous les moyens qui sont en leur pouvoir à la propagation de la vaccine.

4 novembre 1870. — M. Raoul Duval appelle l'attention du Conseil sur un fait de nature à intéresser l'hygiène publique. On sait qu'il existe à Rouen une épidémie variolique ayant un certain caractère d'intensité. Dans les hôpitaux de la ville, les malades atteints de la variole sont disséminés dans les différentes salles. Sur des observations faites par l'Intendance militaire, les soldats atteints ont été réunis dans une salle particulière, mais cette salle n'est pas encore suffisante pour recevoir tous les varioleux qui se trouvent encore confondus avec d'autres malades. L'isolement est pratiqué à Londres, à Vienne, à Cologne, à Paris même, avant la guerre. A l'hôpital Saint-André, de Bordeaux, le docteur Gientrac faisait connaître que tant que les varioleux ne furent pas séparés, le nombre des cas intérieurs fut très considérable ; mais que du moment où les varioleux furent isolés dans des salles spéciales et privés de toute communication avec l'extérieur, il n'y eut plus de cas intérieurs ; à Paris, la mortalité a toujours été plus grande dans les hôpitaux civils où la variole n'est pas séquestrée. La société médicale des hôpitaux de Paris, sur le rapport du docteur Vidal, adoptait, en 1864, les conclusions suivantes : 1° il est urgent d'isoler les malades atteints d'affections varioliques ; 2° les bons résultats de l'isolement par les moyens mis en usage dans les asiles de convalescence de Vincennes et du Vésinet, dans les hôpitaux de l'armée et de la marine et dans les établissements hospitaliers d'Allemagne, de Danemark, de Russie, de Suisse, etc., démontrent la possibilité d'éviter les dangers, dont la crainte a fait ajourner jusqu'ici une mesure salutaire. Les précautions à prendre sont d'autant plus nécessaires qu'il est à ce moment très difficile, dit-on, de se procurer du vaccin. Au premier abord, quand on a créé la petite salle des militaires varioleux, on pouvait craindre l'encombrement des hôpitaux ; mais ils n'ont pas reçu beaucoup de soldats blessés.

M. Flaubert répond qu'il ne croit pas devoir suivre M. Raoul Duval dans une discussion sur un sujet médical, au milieu d'une assemblée qui n'est pas un conseil de santé. Il se bornera donc à une objection, dont son expérience permettra d'apprécier la valeur. L'épreuve de la séparation des varioleux a été faite dans les hôpitaux de Rouen ; elle y a produit de très mauvais résultats. C'est par l'avis des médecins que les malades atteints d'affections varioliques sont traités dans les différentes salles ; et depuis qu'il en est ainsi, on a pu constater qu'il n'en résultait pas une cause de développement de la maladie dans l'hôpital.

M. Nepveur dit que, pendant qu'il était membre de l'Administration des hospices, les varioleux étaient traités dans des salles spéciales ; mais il n'y a pas d'objection à faire contre ce qui se pratique, puisque tel a été l'avis des médecins.

M. Vaucquier du Traversain fait observer que l'Administration des hôpitaux n'a pas attendu cette discussion pour se préoccuper de la question. Il y a plusieurs mois, lorsque l'épidémie variolique commençait à Rouen, l'Administration consulta tous les médecins chefs de service, pour connaître leur opinion sur les mesures à prendre au sujet des malades et notamment sur leur isolement. Tout avait été préparé dans ce but et les malades auraient été aussitôt isolés, si les médecins consultés ne s'étaient prononcés dans un sens contraire. Un des chefs de service, qui avait d'abord conseillé l'isolement des varioleux, a fait connaître à l'Administration qu'il revenait sur cette opinion et se ralliait complètement à l'avis de ses collègues. La séquestration des varioleux a pour résultat de créer pour eux des foyers d'infection ; la mortalité est considérable pour les malades qui y sont soumis. C'est donc sur l'avis des chefs de service que les varioleux ont été laissés dans les différentes salles. Il ne faut pas, du reste, exagérer l'intensité de l'épidémie. Si les cas sont nombreux, la proportion de la mortalité n'est pas élevée. D'ailleurs la maladie ne se développe pas dans l'intérieur de l'hospice ; les malades viennent de l'extérieur. Ce sont surtout des soldats malades transférés des départements du Nord.

M. Raoul Duval insiste, en produisant des chiffres qui lui ont été communiqués, et desquels il résulterait que les cas de variole à l'intérieur ont été notablement plus élevés dans les hôpitaux où le système de l'isolement des varioleux n'a pas été adopté, que dans ceux où leur séquestration avait eu lieu.

M. Nepveur dit qu'il y a dans les hôpitaux un Conseil de santé et un Conseil d'Administration ; jamais les administrateurs ne sont intervenus pour prescrire une direction au Conseil de santé sur un point où il est exclusivement compétent. Après l'avoir consulté, l'Administration n'est plus responsable.

M. Vaucquier du Traversain ajoute que l'Administration aurait, au contraire, été en faute si elle n'avait pas suivi l'avis des médecins, si elle avait adopté les opinions de certains hommes de l'art ou de certains journaux médicaux.

M. Flaubert répète que les chefs de service ont été d'accord pour répondre à l'Administration des hospices que la réunion des varioleux dans une même salle augmente parmi eux la mortalité. Il y a vingt-cinq ou vingt-six varioleux dans son service ; sur ce nombre il n'est pas deux cas qui se soient déclarés dans l'hospice.

M. le Maire fait observer que la question lui paraît vidée. Le Conseil ne peut avoir la pensée de trancher le débat entre les diverses opinions médicales. L'Administration des hospices a agi sur l'avis des médecins ; on saura dans la population que l'intérêt sanitaire a été mûrement étudié et que les mesures prises ont été conseillées par les hommes de la science.

M. Legentil, comme membre de l'Administration des hospices, insiste pour bien constater que c'est la réponse des chefs de service qui a tracé la conduite à suivre. Il y a plus de trois mois, on a adressé une lettre particulière à chacun d'eux pour savoir s'il fallait recourir à l'agglomération des varioleux.

M. Flaubert affirme que, lorsque l'on a fait l'essai de réunir ces malades dans des salles spéciales, on s'en est fort mal trouvé.

M. Deschamps dit que bien qu'il n'y ait aucune décision à prendre sur la proposition, la discussion a eu l'avantage de montrer que la question avait été sérieusement examinée dans l'intérêt de l'hygiène publique.

M. Lemasson dit qu'il est important de constater que M. Flaubert a déclaré qu'il ne s'est pas manifesté plus de deux cas dans son service.

Après cette discussion, le Conseil décide qu'il n'y a pas lieu à statuer.

Depuis cette époque, le principe d'isolement des varioleux a prévalu ; il existe des châlets d'isolement à l'Hôtel-Dieu.

IV. — CHOLÉRA MORBUS

9 janvier 1832. — Le Maire prend la parole et dit : Messieurs, lorsque l'on apprit que le choléra morbus, dans sa marche progressive, avait pénétré en Angleterre, et que déjà il exerçait ses ravages à Sunderland, la fréquence des relations de nos ports avec le point contaminé excita toute la sollicitude de l'intendance sanitaire de Rouen ; dans ses justes appréhensions, ce qu'elle redoutait le plus, c'était de ne pas connaître toute la vérité et de ne pouvoir proportionner les secours à l'intensité du mal. Ce fut alors qu'un jeune médecin de cette ville, le docteur Dubuc, vint spontanément lui offrir d'aller, à ses frais, à Sunderland, observer les caractères et les progrès du fléau qui nous menace.

De tels actes de dévouement et de désintéressement n'ont pas besoin d'éloges.

Un mois s'est écoulé depuis que ce jeune médecin est en Angleterre, et les derniers rapports qu'il a transmis, datés de Newcastle, le 27 décembre, ont démontré l'importance extrême de l'engager à prolonger son séjour encore quelque temps, puisque le mal paraît marcher vers son plus haut période.

Le Conseil vote une somme de 1,200 francs à cet effet.

22 février 1832. — Le Conseil municipal, reconnaissant la nécessité de pourvoir dès à présent aux moyens de secourir immédiatement les personnes qui seraient atteintes de choléra morbus, dans le cas où cette cruelle maladie se manifesterait à Rouen, délibère ce qui suit :

Une somme de 10,000 francs est dès à présent à la disposition de M. le Maire de Rouen pour être employée à l'achat : 1° des objets mobiliers nécessaires pour l'organisation, à Sainte-Marie et à Trianon, de deux chambres de chacune six lits, pour le traitement des cholériques; 2° des approvisionnements pour la formation à l'Hôtel-de-Ville d'un dépôt central des objets nécessaires au service des secours à domicile.

6 avril 1832. — Le Maire donne connaissance au Conseil de toutes les mesures qui ont été prises par l'Administration municipale pour assurer le traitement prompt et complet aux malades dans le cas où le choléra éclaterait à Rouen. Par suite de ce qui a été arrêté avec la Commission administrative des hospices, M. le Maire s'est assuré que dès ce moment les deux hôpitaux peuvent recevoir immédiatement, savoir :

> Hospice-Général.... 80 malades
> Hôtel-Dieu........ 110 —

A ces deux établissements il faut ajouter celui de Saint-Yon, que M. le Préfet s'est empressé de mettre à la disposition de M. le Maire, et qui peut recevoir et traiter immédiatement soixante cholériques. Indépendamment de ces dispositions, des mesures ont été prises pour administrer des secours à domicile.

Qnatre bureaux sanitaires sont institués à cet effet et déjà presque complétement organisés. Si donc la maladie qui ravage la capitale vient à éclater à Rouen, elle ne nous prendra pas à l'improviste.

En prévision du fléau, des centimes additionnels sont votés sur les contributions.

22 mai 1832. — Le Conseil municipal, sur la demande du Maire, qui expose que, par suite du choléra morbus, plusieurs familles ont eu le malheur de perdre leur chef et se trouvent dans un état de détresse et de dénûment tel qu'il est indispensable de venir extraordinairement à leur secours, autorise M. le Maire à accorder des secours aux familles pauvres, s'en rapportant à la prudence de l'Administration pour ne faire que les dépenses indispensables.

20 août 1832. — Le Conseil municipal, désirant donner à M. le docteur Dubuc un témoignage de reconnaissance pour les services qu'il a rendus à la cité par son voyage en Angleterre, et après son retour, lui vote une médaille d'or. On avait déjà décidé, 18 février 1832, de faire imprimer, par les ordres et aux frais de la ville de Rouen, son mémoire sur le choléra.

On donna aussi des médailles d'argent et des indemnités à seize élèves en médecine : MM. Boudin, Bouffard, Berthelot, Campart, Guerbe, Hulliet, Jourdain, Lamidey, Leleu, Merielle, Pimort, Potel, Prevost, Savalle et Semelagne. Plus tard, 24 octobre 1832, les élèves Devillers et Boudin, qui avaient été oubliés, obtinrent, appuyés par le docteur Pillore, la même récompense.

27 février 1849. — Le Maire communique une lettre du 23 février par laquelle la Commission administrative des hospices de Rouen porte à sa connaissance les dispositions qu'elle a cru devoir arrêter en prévision du choléra dont l'invasion paraît imminente.

La Commission administrative a décidé qu'à l'exemple de ce qui fut pratiqué en 1832, il y avait avantage à concentrer les cholériques envoyés dans les hôpitaux, dans un local séparé, et celui dit des Célestins a paru réunir toutes les conditions convenables. Les

salles pourraient être disposées pour réunir soixante-douze lits.
La Commission administrative a joint à sa lettre un état des
objets mobiliers dont il faudrait fournir cet établissement ; la
dépense pour leur achat serait de 17,322 fr. 60, dont la Commission administrative demande l'allocation sur les fonds commu-
naux, attendu que les hospices sont hors d'état de fournir soit le
matériel nécessaire, soit l'argent pour l'acheter.

Le Maire ajoute que quelques cas de choléra épidémique ont
été signalés.

Le Conseil vote les fonds à la condition qu'il n'en sera fait
emploi que successivement et au fur et à mesure des besoins.

V. — GRIPPE

13 février 1837. — M. le Maire expose au Conseil que, par
une lettre du 10 février, MM. les Membres de la Commission
administrative des hospices, l'ayant informé du développement
considérable de la maladie épidémique connue sous le nom de
grippe, il s'est trouvé dans la nécessité de prendre des mesures
pour subvenir à l'insuffisance des ressources des hôpitaux. Les 8, 9
et 10 février, les hospices recevaient plus de cinquante malades
par jour, et la Commission annonçait que si cet état de choses se
maintenait pendant quelques jours seulement, il faudrait créer un
hôpital provisoire ; grâce aux dispositions qui ont été prises, les
hôpitaux peuvent encore recevoir, tant à l'Hôtel-Dieu qu'à
l'Hospice-Général, deux cents malades civils et militaires.

D'un autre côté, l'Administration se tient en mesure d'en recevoir soixante à quatre-vingts dans une espèce de succursale dis-
posée dans la maison acquise de M. Berard, sur le quai.

Des bois de lit sont montés, les locaux préparés et le personnel bientôt prêt si la maladie continuait ses progrès.

Une somme de 20,000 francs est mise à la disposition du
Maire à cet effet.

HYGIÈNE

12 floréal an IV. — En conséquence de l'invitation qu'ils ont reçue, se présentent les citoyens Gousseaume, Maury, Roussel, Pinard, Benard, Lhonoré, Laumonnier et Boisduval, officiers de santé de cette commune.

Le Président leur fait part des craintes de l'Administration sur les maladies épidémiques qui se manifestent en cette cité depuis quelque temps. Il expose qu'il serait bon de former un Conseil de santé pour aviser aux moyens d'en prévenir les effets en conférant sur les maladies qui pourraient naître.

Les officiers de santé ayant témoigné leur désir d'être utiles à leurs concitoyens, en déférant au vœu de l'Administration :

L'Administration délibère qu'il sera formé en cette commune un Conseil de santé, composé des citoyens de l'art ci-dessus nommés, lesquels s'adjoindront tels autres citoyens qu'ils jugeront convenable, lequel se réunira deux fois par mois.

Sa première réunion extraordinaire eut lieu à la suite d'une délibération du 17 brumaire an V. Le Conseil de santé sera convoqué et il lui sera écrit une lettre pour l'inviter à se prononcer sur un remède contre la dyssenterie.

8 novembre 1832. — Le Conseil municipal de la ville de Rouen reconnaissant la nécessité d'apporter dans le mode de constatation des décès une amélioration bien importante, a décidé, dans la séance du 11 juillet 1831, qu'il serait nommé un médecin vérificateur de la mort, et que, pour l'indemniser de ses soins, l'Administration des pompes funèbres serait autorisée à prélever un décime par franc sur le prix des inhumations. Aujourd'hui on propose de créer quatre médecins au lieu d'un : adopté.

7 mai 1850. — M. le Maire saisit le Conseil de la loi des 19 janvier, 7 mars et 13 avril 1850 sur l'assainissement des logements insalubres. Cette question est confiée à une Commission.

21 mai 1850. — La Commission nommée est composée de :

MM. FLEURY, maire ;
    CURMER, conseiller, propriétaire ;
    DE SAINT-LÉGER, ingénieur en chef des mines ;
    BARTHÉLEMY, architecte ;
    HÉLOT, chirurgien en chef de l'Hospice-Général ;
    DURAND, entrepreneur de travaux ;
    LANGLOIS, vice-président du Bureau de bienfaisance ;
    GRENET, président du Conseil des prud'hommes ;
    GIRARDIN, professeur de chimie ;
    AVENEL, docteur-médecin, secrétaire du Conseil départemental d'hygiène.

INSTITUTIONS

DE BIENFAISANCE

Les œuvres de bienfaisance sont nombreuses à Rouen dès les temps les plus reculés. Farin dit qu'en 1277 fut fondé un hôpital pour les pauvres pèlerins, que l'on appella au commencement l'hôpital du Trésorier, puis hôpital du Roy. On y donnait du pain, du potage et de la bière aux pauvres pèlerins qui y venaient loger. Ce serait le premier refuge de nuit de la ville. Plus tard, 1635, même règlement existait pour l'hôpital de la rue Sainte-Croix-Saint-Ouen ; cependant il était défendu d'y loger aucuns coquins ni belistres. En 1466, à l'hôpital Saint-Vivien, les pauvres passants sont reçus et logés deux jours seulement, et depuis la fête Saint-Michel jusqu'à Pâques, on leur donne un fagot pour se chauffer.

22 août 1389. — Exemption des aides fut accordée à maîtres Jean Lefevre et Raoul Castelot, considéré que pour Dieu et en osmone ils guérissoient les pauvres tant de la Magdeleine que d'ailleurs.

20 octobre 1389. — Remise des aides fut faite à Me Robert de Candos, surgien comme maître surgien, en la ville pour visiter les malades de la Magdeleine et autrement ; considéré sa petite chevance.

20 mai 1390. — En considération d'une certaine aventure et essoigne qui pieça lui avint en une gesine d'enfants, on octroie à une femme une place en la halle aux lingières.

8 juin 1390. — Hanse de 60 sous donnée à Jouenne Soyer, pauvre femme, pour aider à nourrir ses sept petits enfants.

10 octobre 1394. — Pour ce que y a pieca, les hanses de l'eau appartenant à la ville furent ordenées pour donner aux povres et a povres filles à marier, nous pour et au nom de la ville avons ordene que le hansier paieroit à la fille Jch. Gougelin une hanse montant à 60 sous pour aidier à marier, laquelle hanse lui sera employée à lui aidier à avoir une robe et quand elle se mariera.

10 février 1396. — Hanse de 60 sous à employer en draps pour aider à vestir la fille Marquet le Gablier, lequel la marioit.

10 mai 1397. — Donné pour Dieu et en osmone une hanse de 60 sous à J. Bosquet, povre vefve femme, pourceque elle a vescu de bonne vie.

11 novembre 1407. — Hanse de 60 sous donnée à un povre homme pour aider à sa fille à la marier.

3 février 1408. — Pleine hanse donnée à un paysan de Preaux et à sa femme, pour nourir un enfant que on ne soit qui il est, lequel avoit esté trouvé en la par. de Saint-Lô.

17 novembre 1450. — Accordé, à Guillotte le Brait, concierge de l'ostel commun aagiée de quatre-vingt-dix ans ou environ, et a bien soixante ans qu'elle est en service de la ville, eu regard à son antiquité, impuissance, bonne vie, et honneste gouvernement, en charité tant pour lui *aider* a avoir une robe en ceste saison d'iver que pour lui *aidier* à faire le paiement de Denise, du service à la chambrière. 6 l. t.

12 avril 1456. — Donné à charité 30 s. à un viel homme et ancien, devestu et desnué de biens mondains, pour lui aider à avoir une robe à ceste Pasques.

27 et 28 mai 1456. — On demande au grand Senechal que les pauvres anciens et indigents fussent supportés *(exemptés)* du guet.

2 décembre 1533. — Assemblée en présence des commissaires du Parlement pour délibérer du fait et police des povres et malades mendiants, qu'il leur soit subvenu sans quester ès églises, rues et maisons. Après avoir remonstré le desordre et maulx qui adviennent de jour en jour, en effondreurs de maisons, larcins, exçes, oultrages, à cause que plusieurs vaccabonds oisifs, sains et valides sont souffers en la ville, et que plusieurs en mandiant tollissent et ostent le pain et nourrissement des vroys povres et malades. D'autre part, l'obligation naturelle, civile et divine par laquelle chacun chrestien est tenu subvenir à la nécessité de son prochain comme membre d'un même corps. Que en pareil cas a été mis ordre ès villes de Paris, Lyon et ailleurs. A esté trouvé qu'il est tres nécessaire discerner les vrais povres des vaccabons, maraulx, et oisifz.

Laurent Bigot, Guill. Le Rat, Guill. Tardivel, furent chargés de l'élaboration des articles.

9 janvier 1534. — Délibération pour la police des pauvres :

Honteux et impuissants.........	7000
Mendiants..................	297
Petits enfants de mendiants......	375

Premier que sequestrer les paouvres mandiens sera deliberé et advisé si l'osmone debvra estre faicte aux honteux, si sera subvenu en argent, ou victuailles en essence, et jusques à quelle somme et qualité. Mesmes des personnes qui auront à distribuer la dite subvencion.

23 février 1543. — Defenses seront reiteréez aux pauvres de ceste ville qu'ilz n'ayent à quester ni mendier par les eglises, portaulx ny rues et que pour entendre la necessité desd. povres et les abbuz qui se y peuvent commectre, sera faicte visitacion par les Conseillers et Quarteniers de lad. ville en la présence des Curez et vicaires de chacune paroisse, tresorier et distributeurs desd. povres, en faisant laquelle visitacion ceulx qui seront trouvés etrangers seront envoyez hors lad. ville.

12, 13 et 14 janvier 1551. — Assemblées tenues suivant l'ordonnance de la Chambre, ordonnée pour la police des pauvres afin de chercher les moyens de pourvoir à icelle police. Pour ce que la continuacion et l'entretenement de l'ordonnance des pauvres en la ville de Paris et au contraire la discontinuation d'icelle en ceste ville; ensemble la sterilité de Bloys et pays de Beaulse ont causé grande affluence de pauvres en ceste ville et difficile seroit subvenir à tous :

Une proclamation sera faicte à son de trompe et cry public par les carrefourgs de ceste ville que tous mendians estrangiers tant vallides que invallides, ayent à eulx retirer chascun en son pays, trois jours après lad. publication, soulz peine du fouet. Les curez ou vicaires, chacun en son endroict, appelez les tresoriers et deux notables personnes en chaque paroisse feront ample perquisition du nombre des pauvres et de leurs qualitez, valides ou invalides, hommes ou femmes, antiens ou jeunes. Lesd. curez ou vicaires chacun pour son regard feront leur debvoir, d'exhorter le peuple de soy efforcer subvenir auxdits pauvres par plus grand zelle et charité que faist n'a été par cy-devant; et que ce leur servira pour l'obtention de la vie éternelle et conservation de la vie corporelle et humaine.

A la suite de cette ordonnance, M. le président Petremol écrit à la ville que pour le bien des pauvres et l'entretenement de l'ordonnance faicte pour la police d'iceulx, M. le trésorier Rageau avoit vouloir de preter pendant deux ans, aux pauvres, la somme de 1,000 livres pour etre employée pour faire achat de laines, lins, chanvres et autres marchandises pour faire besongner lesd. pauvres et le prouffit d'iceulx ouvrages revenir à la bourse commune d'iceulx pauvres, à ceste cause qu'il convenoit que la ville s'obligeast vers led. Rageau que lad. somme lui sera rendue à la fin des deux ans.

La ville ne se crut pas en mesure de prendre cet engagement. 27 février 1551.

29 juin 1553. — En assemblée devant Me Louis Petremol, président au Parlement, le sieur Président a remonstré que la cour de Parlement ayant toujours l'honneur de Dieu devant les yeux, le bien des povres et de la ville, a erigé la *pollice* des povres en ceste ville dès l'an 1535 ou 36, laquelle ordonnance avoit esté interrompue pour quelque temps et qu'elle a esté remise en 1561. A dit que pour l'entretenement de lad. *police* la court avoit decidé qu'il se tiendroyt toutes les sepmaines ung bureau des povres. A dict : pendant led. temps ilz se sont mis a mestier plus de cent cinquante povres qui ont esté vestus des deniers des povres.

A dict : que aulcuns se sont trouvés malades de la pierre et plus de soixante qui tous ont été taillés, et des deniers des pauvres et néantmoins il n'en est pas mort aulcun.

Le même Loys Petremol rappelait, le 23 juin 1555, qu'en l'an 1545, lorsque la pollice des povres cessa, il advint grand inconvénient de peste lequel convient à present eviter. Remède : que les povres soient soulagés et subvenus en toutes leurs necessitez et que s'il advenoit, que Dieu garde, quelque maladie contagieuse à faulte de bonne ayde, les conseillers de ceans en respondroient de leur chef.

Penultième jour d'avril 1566. — Il y eut assemblée pour délibérer sur l'arrêt de la Cour donné ce jour-là, par lequel il était dit que les conseillers trouveraient 10,000 livres pour faire besogner les pauvres valides et à ce seraient condamnés à leurs propres et privés noms. — Aussi, dès le 3 mai 1556, on avait établi l'ordre qu'il convient d'obtenir pour faire besogner les pauvres vallides aux ouvrages publiques :

Salaire de chaque homme... 18 deniers par jour
Salaire de chaque femme... 10 —
Salaire de chaque enfant.... 6 —

Trois jours après, à ce salaire fut ajouté : à chaque homme besognant aux œuvres publiques, sera baillé ung pain poisant vingt onces cuyt et rassis pour leur disner et au soir 2 d.; aux femmes ung pain de dix onces à disner et 10 d. à souper; aux petits enfants un pain de dix onces pour disner et 3 d. pour leur souper.

28 mai 1573. — Il fut advisé que par chacun jour et que jusque à ce que la cherté soit diminuée, seront emploiez aux ouvraiges publics telz que il plaira à M. de Carrouges, notre gouverneur, désigner 1.200 hommes, 600 femmes et 600 enffans depuis huit jusques à quatorze ans de ceste ville, auxquelz pour subvenir à leur nourriture, sera deliberé assavoir : aux hommes chacun ung pain cuyt et rassis du poix de seize onces pour leur disner et 18 d. au soir, aux femmes ung pain aussi cuyt et rassis du poix de huit onces a disner et 10 d. au soir et aux enfans aussi, chascun ung pain poisant huit onces à leur disner et 1 liard le soir.

On faisait également des distributions de blé aux familles nécessiteuses (ordonnances des 18 et 19 mai 1573).

Ces distributions en nature donnèrent lieu, 16 septembre 1585, à un procès avec les Célestins, à cause de la quantité du bled que M. François Fillastre, receveur de la ville de Rouen, aura à délivrer aux trésoriers de chacune des paroisses, le mardy de chaque semaine pour en être faict distribution aux pauvres necessiteux. Pour chaque ménage, un boisseau par semaine pour le plus.

Pour subvenir aux frais de ces distributions, demande fut faite au Parlement d'ordonner par arrêt, à tous tuteurs ayant deniers entre leurs mains appartenant à leur sous-âge, de les apporter à la ville pour les constituer en rente (20 juin 1573).

Les predicateurs, curez et vicaires doyvent estre advertis d'exhorter le peuple à osmone et devotion ; faire et ordonner à ceste fin des troncs aux églises, mesmes seront faictes questes et cueillettes d'osmone par la ville (7 juillet 1581).

C'est de cette époque que datent les premiers ateliers publics dont l'explication se trouve dans la crainte de voir mourir les pauvres de faim, et aussi dans les rapports intimes de la misère avec la peste.

18 février 1556. — Assemblée pour pourveoir à la grande pauvreté et extrème indigence du commun populaire et prévenir à l'éminent péril de plusieurs maladies contagieuses.

Pour les pauvres valides mendiens il convient les emploier aux ouvraiges de la ville pour eviter qu'ilz ne soient succombez de faim et pauvreté.

21 avril 1586. — Furent ouverts des ateliers pour les pauvres.

Le premier atelier comprenait 277 hommes, 530 femmes et 411 enfants;

Le deuxième atelier comprenait 215 hommes, 531 femmes et 815 enfants;

Le troisième atelier comprenait 104 hommes, 459 femmes et 519 enfants;

Le quatrième atelier comprenait 260 hommes et 414 femmes.

On donnait à chaque homme un pain d'une livre, à chaque femme un pain de douze onces, à chaque enfant un pain de huit onces. Pour boisson 10 deniers de bière (ordonnance du 19 avril 1581), et vers cinq heures du soir, à chaque homme 18 deniers, à une femme 10 deniers, à un enfant 3 deniers.

Les dimanches et fêtes on donnait du pain, mais pas d'argent. Il y eut lieu de réprimer des abus.

10 juin 1595. — Pour donner ordre à la multitude des pauvres qui affluent de tous costez en ceste ville.

13 mars 1596. — Pour faciliter les moyens de subvenir à la nourriture des pauvres, en chacun quartier de la ville description sera faicte par les sergents du bureau de tous les pauvres, de leurs qualitez, mestiers ou manœuvres, tant de ceulx qui sont ja retenus en l'osmone du bureau des pauvres valides, que de tous autres. Du lieu d'où seront venus les pauvres estrangers et de ceux qui seront valides ou invalides. Les estrangers seront renvoyés de la ville, les autres emploiez à travailler au fort de Beauvoisine. Après que l'ordre aura esté faict il sera faict defense à tous pauvres de divaguer et mendier, par les rues, portes des églises et maisons des bourgeois sur peine du fouët.

Ce même arrêté fut reproduit le 20 avril 1598, on y ajouta deffense à quiconque de les loger.

1622. — Gilles Anzeray, président en la Cour, justifie l'existence des ateliers par les mêmes arguments. Il remonstre que le Parlement dès longtemps avoit jugé qu'il n'y avoit autre moyen de chasser la maladie contagieuse qu'en chassant la nécessité du peuple.

Janvier 1631. — On cite le notable exemple donné par Mgr de

Longueville qui de sa propre libéralité avoit offert 10,000 escus pour contribuer à faire renfermer les pauvres et subvenir à leur nourriture.

1649. — On ferme les ateliers par décision du 12 juin.

Considéré que dans le cours de la maladie de peste dont ceste ville est affligée, il croit dangereux d'ouvrir des ateliers publics ainsi qu'il s'est fait en pareilles necessitez, il a esté résolu que l'Hostel de Ville contribueroit pour chaque sepmaine la somme de 100 livres des deniers de la fortiffication pour subvenir à la nourriture des pauvres.

3 mai 1650. — Arrêt de la Cour du Parlement portant que tous les pauvres divaguant par la ville seraient renfermés, les hommes et les garçons dans les halles, les femmes et les filles dans la tuerie où l'aumône leur serait distribuée pendant quelque temps et qu'il serait commis deux hommes à chaque porte pour faire la garde.

C'est à ce propos que le duc d'Harcourt disait (27 août 1650) qu'il estoit très necessaire que chacun contribuàt de ce qu'il pourroit pour esloigner le mal ; que quant à lui, encores qu'il fust le plus pauvre prince du royaume, il donneroit très volontiers.

Les ateliers populaires sont de nouveau ouverts en 1661 à la suite d'une assemblée générale du 24 janvier, en présence du duc de Longueville. Pour délibérer des moyens de subvenir à la nécessité des pauvres.

Le commerce des draps, qui occupait une grande partie de la population, est devenu si mauvais qu'il en est résulté une grande misère. Il sera fait une quête générale et extraordinaire. On défendra aux pauvres des campagnes de venir mendier en ceste ville.

28 août 1692. — Les pauvres de la campagne trouvés mendiant en cette ville seront arrêtés et enfermés à l'hôpital Saint-Roch, auquel sera seulement donné à chacun une livre de pain, et aux enfants au dessous de dix ans une demi-livre.

27 mars 1694. — Pour aider à la subsistance des pauvres, il se fera un ouvrage et chemin public depuis la porte de Guillaume-Lion jusqu'à l'église de Saint-Paul, et pour y parvenir, la ville y fournira selon son pouvoir. A l'égard des ouvriers il en sera employé auxd. travaux le plus grand nombre qu'il se pourra qui seront pris entre les pauvres artisans de cette ville qui manquent de travail par la cessation du commerce et des manufactures, auxquels ouvriers sera donné à chacun une livre de pain et 2 sols par jour.

17 janvier 1699. — On décide de vendre trente et un muids de blé en détail, un peu au dessous des prix de la halle, afin que le peuple y puisse trouver quelque soulagement.

17 juillet 1709. — On évalue, à Rouen, à plus de vingt-cinq mille le nombre des ouvriers dans le dénûment par la cessation des manufactures.

18 janvier 1741. — Il fut arrêté d'une voix uniforme que chacun de la Compagnie (Conseil municipal) se cotiseroit volontairement pour le soulagement des pauvres et chacun ayant déclaré l'aumône qu'il entendoit faire pendant six mois, l'estat en a esté à l'instant faict par le greffier secrétaire de cette ville et à luy mis aux mains pour en recevoir les deniers et les remettre à M. le premier Président.

Quoique, en date du 8 juin 1757, il avait été arresté que pour prévenir l'augmentation du prix du pain requise par les boulangers sujets à la banalité de la ville, il leur sera fait remise du droit de moute de carte et demie par mine en vue du bien public et du soulagement des pauvres. La misère fut grande à partir de cette époque.

12 décembre 1768. — Le Maire représente que la cherté du bled et la langueur des manufactures met dans la nécessité de secourir le peuple, que la façon la plus convenable de le faire est de lui procurer du travail, comme on a fait souvent dans de pareilles circonstances.

A ce moment les médecins de Rouen instituent les consultations gratuites et ils obtiennent, le 18 janvier, qu'on accorde la grande salle de l'Hôtel-de-Ville au collège des médecins, pour y tenir tous les vendredis et dimanches des assemblées et y recevoir toutes les personnes qui s'y présenteront pour consulter. Nous

trouvons aussi les traces d'une pharmacie gratuite, dans l'adjonc-
tion donnée par la ville, le 3 décembre 1692, à vingt-deux bourgeois de Rouen que le fermier des aides inquiétait à raison des
ptisanes, bouillons et boissons factices dont ilz fesoient usage
pour les fiebvres.

*
* *

18 juillet 1789. — On fit invitation aux curés de la ville de se
rendre à l'assemblée municipale et électorale, pour ouvrir une
souscription pour le soulagement des pauvres. On décida de délivrer des bons de pain au rabais. Il y eut beaucoup de murmures
(22 juillet), surtout de la part des personnes, qui, sans être
réduites à l'aumône, ont néanmoins beaucoup de peine à atteindre
au prix du pain, que l'amour-propre de ces particuliers est affecté
en se trouvant obligé, pour jouir de cette diminution, d'aller
comme des mendiants chercher des billets. Que pour cesser ces
plaintes il serait possible de diminuer le pain pour toutes les
classes de citoyens en n'en faisant fabriquer que d'une espèce
dans laquelle entrerait moitié bled et moitié seigle.

La souscription qui fut ouverte donna :

Compagnies de magistratures et maisons religieuses.	73.210 liv.
Quarante-cinq particuliers	30.861
Cent douze particuliers	8.232
	L. 112.303

Ces souscripteurs furent invités par voye d'affiches à se rendre,
le 7 du mois de septembre, au Comité de bienfaisance, pour
entendre les comptes de la recette et donner leur avis. Il fut
décidé, 18 octobre 1789, qu'il serait ouvert une nouvelle souscription, et le 6 novembre on fit afficher :

Avis au Public

Pour la plus grande commodité du service du Bureau de bienfaisance, le public est prévenu que le bureau sera ouvert à partir
du 7 de ce mois, tous les jours, dans une des salles de l'Hôtel-de-

Ville, depuis dix heures du matin jusqu'à une heure et depuis quatre heures de relevée jusqu'à six pour recevoir les souscriptions ouvertes.

La liste des souscriptions comprend sept pages in-folio de souscripteurs, parmi lesquels :

Le comte de Radepont (maire de ville).	1.200
Le marquis d'Herbouville	3.000
Messieurs de la Chambre des Comptes..	12.000
Messieurs de la Cour du département...	40.000
Monseigneur le Cardinal	2.000
Les notaires de Rouen..............	144
Lepecq, médecin	96

Dans le même but de bienfaisance, M. Molé demanda la permission de jouer une pièce en faveur des pauvres, et Messieurs du Conseil invitèrent Messieurs de la police du Bailliage, seuls compétents de cette matière, de prendre cet objet en considération.

Le Bureau de bienfaisance dont nous venons de parler avait été créé les 18 juillet et 30 août 1789 par la réunion des Comités de subsistance et des ateliers de charité, dans lesquels on venait de réprimer les abus qui s'y étaient trouvés commis; beaucoup d'ouvriers de la campagne qui n'y avaient pas droit s'y étaient glissés. Ce Bureau de bienfaisance ou Bureau de charité fut établi définitivement par un règlement du 20 mai 1791, en trente-cinq articles :

Art. XV. — Chaque bureau pourra s'adjoindre le nombre de dames charitables qu'il croira nécessaires pour tous les détails de bienfaisance convenables à leur sexe.

Art. XXXIII. — Chacun des bureaux choisira un médecin et un chirurgien qui voudront bien procurer gratuitement, aux pauvres, les secours de leurs talents si précieux à l'humanité.

Art. XXXIV. — Les pauvres qui, n'osant divulguer leur malheureuse situation, doivent cependant avoir le moyen de l'adoucir, pourront la communiquer soit au curé, soit à l'un des administrateurs. S'ils ont d'abord donné cette confiance au curé, il les avertira qu'il ne peut les subvenir que de concert avec un des administrateurs de leur choix, s'ils se sont adressés d'abord à un des administrateurs, il les avertira de même qu'il ne peut rien demander pour eux que de concert avec le curé..... Alors le curé et l'administrateur demanderont pour les pauvres, mais sans les nommer ni les désigner directement ou indirectement, les secours réclamés et ils les feront parvenir le plus secrètement qu'il sera possible.

Il y avait un bureau général et treize bureaux particuliers.

25 septembre 1791. — Les actionnaires de la Caisse patriotique font don d'une somme de 3,000 francs à la Caisse de bienfaisance pour les indigents, en mémoire de l'acceptation de la Constitution.

Cependant, le Bureau de bienfaisance ne bénéficiait pas de tous les dons de bienfaisance des citoyens; ainsi, le 13 avril 1791, deux membres de la Société des Amis de la Constitution se sont fait annoncer devant le Conseil. L'un d'eux a dit : Messieurs, nous avons offert un honoraire à MM. les Ecclésiastiques de la cathédrale, pour les frais du service que nous avons fait célébrer aujourd'hui, en l'honneur de la mémoire de Mirabeau. Le patriotisme a refusé ce que la misère offrait. Nous ne croyons pas devoir en profiter. Nous vous prions de faire parvenir cette somme de 91 livres 17 sols aux enfants pauvres des Gardes-Nationales de Nancy qui ont perdu la vie en défendant la Constitution.

Le Maire expose que cet honoraire pourroit être utile, même nécessaire, à plusieurs de ceux qui l'offroient. Ils répondent : nous avons tous des bras et les enfants de Nancy n'ont plus de pères.

25 juin 1792. — Un membre du Bureau municipal expose que la cause des Bureaux de charité se trouvoit dans la plus extrême détresse, et qu'il étoit indispensable d'aviser aux moyens de subvenir aux indigents qui en font l'objet. On fera des démarches auprès des personnes qui ont souscrit, l'année dernière, en faveur des pauvres et qui n'ont pas versé les sommes promises.

La situation devient encore plus embarrassante.

6 août 1792. — On nomme une Commission pour examiner la question de la mendicité ; une lettre du Directoire en ordonnait l'extinction sur tout le territoire.

Les Bureaux de charité délivraient des bons de pain ; il se commet des abus. Des citoyens prennent plus de cartes qu'il ne leur faut et revendent le pain qu'ils ont obtenu en ce moyen, à un prix plus haut qu'ils ne l'ont payé. Le citoyen Maire s'engage (9 novembre 1792), à ce que cet objet soit pris en très haute considération. Un règlement est fait sur ce sujet (15 novembre 1792).

Les Bureaux de charité accordent des secours aux pères, mères, femmes et enfants des volontaires (25 décembre 1792). Ils concourent avec l'Administration à établir des civières dans chaque corps de garde, pour servir au transport des personnes qui se trouveraient blessées en quelque endroit de la ville que ce soit.

Mais les ressources deviennent encore insuffisantes (3 mai 1793), le Procureur de la commune l'expose dans un discours : Il fut un temps où les ressources étoient au dessus des besoins ; où la charité, compatissante et sensible, trouvait, au milieu de vous, des moyens d'essuyer les larmes et de guérir les plaies de la misère ; mais, voici que tout à coup cet heureux système de bienfaisance s'écroule, et, soit endurcissement du cœur, soit défiance pour ses propres ressources, toutes les bourses se resserrent.

28 juin 1793. — Le conseil autorise le citoyen Neel de disposer des bancs des paroisses réunies à celle de Notre-Dame, pour faire construire des couches aux pauvres nécessiteux, lequel se concertera sur cet objet avec le citoyen J.-B. Pinel, qui est pareillement autorisé de disposer, pour le même usage, des bancs de la paroisse Saint-Vivien.

12 floréal an II. — Paraît un règlement de huit pages, pour l'organisation des secours, conformément à la loi du 24 vendémiaire, relative à l'extinction de la pauvreté.

***

27 frimaire an II. — Un membre dépose sur le bureau les états contenant les noms des citoyens de la commune de Rouen chargés d'enfants abandonnés, et qui ont droit aux indemnités fixées par la loi du 17 août dernier, lesquels enfants sont au nombre de quinze. La loi du 19 août 1793 (vieux style), qui fixe le temps des indemnités à accorder aux familles ou individus qui sont demeurés affligés d'enfants abandonnés a été affichée et lue aux prônes des paroisses. Au désir du décret, il a été ouvert un registre au bureau de l'état civil et à la municipalité, où devaient se faire inscrire, dans le mois, ceux qui pouvaient prétendre aux indemnités, et il ne s'est présenté que très petit nombre de personnes. Ceux qui ont accueilli des orphelins ont bien mérité de la patrie ; la municipalité, pour leur témoigner sa reconnaissance particulière, les prévient que le registre destiné à recevoir leurs réclamations restera ouvert pendant le courant de la première décade de *nivose*.

26 floréal an II. — On établit des bains publics et gratuits, et une école de natation où tous les jeunes citoyens seront admis.

12 nivôse an III. — Considérant que le premier devoir des magistrats du peuple est de porter leur sollicitude sur tout ce qui peut tendre à procurer quelque adoucissement à la classe indigente, il sera provisoirement établi quarante lavoirs sur les bords des rivières d'Aubecte et de Robec.

Toute cette organisation ancienne des œuvres de bienfaisance est jugée de la façon suivante dans un mémoire apologétique de la conduite civique des citoyens de Rouen, lu en la séance de la Commune révolutionnaire de Rouen, le 23 frimaire an III de la République, une et indivisible :

La *mandicité* est un fléau désastreux, c'est une vérité reconnue, mais il l'est également que les indigents sont les créanciers de l'État, et qu'il est également imbécile et barbare de repousser l'homme qui *mandie,* lorsqu'on ne s'occupe pas, d'ailleurs, de soulager ses besoins.

Voilà ce qui fut senti dans Rouen et ce qui détermina l'établissement des Bureaux de bienfaisance.

Ce bel établissement honorera à jamais la Commune de Rouen, car l'humanité l'approuve; on se souviendra que c'est pendant la Révolution qu'il a été fait et maintenu, et la douce satisfaction d'y avoir contribué doit *vanger* chacun de nos concitoyens des coupables efforts de leurs calomniateurs.

N'oublions pas de citer la création d'une œuvre philanthropique, le 12 pluviôse an II. Un fourneau est établi dans l'aître Saint-Maclou; des soupes préparées avec soin sont distribuées à ceux qui seront munis de cartes qu'on leur distribuera au Bureau de bienfaisance, sis à l'Hôtel-de-Ville.

Les curés et desservans des communes de l'arrondissement de Rouen sont invités à placer un tronc dans leur église, pour les pauvres; les juges de paix sont invités à en faire autant.

14 fructidor an XII. — Une ordonnance du Maire de la ville de Rouen porte réorganisation du Bureau de Bienfaisance. Elle comprend un règlement en trente-deux articles.

Art. VII. — Les membres de chaque bureau pourront inviter une ou plusieurs dames pour coopérer avec eux aux soins à rendre aux femmes en couches et aux malades.

Art. XIII. — Le déréglement des mœurs est un motif d'exclusion.

25 janvier 1838. — Le Maire prend la parole et rend compte au Conseil des mesures prises par l'Administration pour venir au secours de la classe indigente pendant les froids rigoureux de l'hiver. Une première question fut agitée, celle de savoir si l'on établirait des chauffoirs publics. A ce moment les journaux n'avaient point encore parlé de ce mode de secours *(sic)* qui compte beaucoup de partisans, mais l'Administration y avait pensé tout d'abord (vol. XVIII, page 181. *Arch. com.*).

Après un examen attentif, on pensa que les inconvénients, dans notre localité, l'emporteraient sur les avantages. Qui fréquenterait les chauffoirs? seraient-ce les mères de famille? Mais alors elles négligeraient forcément leurs enfants et les soins de leur ménage, elles ne pourraient ni veiller à la propreté et à l'alimentation de leur famille, ni continuer le travail qu'elles font à domicile. De retour dans leur demeure, elles n'y trouveraient que le froid et la faim.

Les chauffoirs seraient devenus principalement le refuge des paresseux et des vagabonds, et alors, la charité publique eût été détournée de son véritable but. L'Administration a donc pensé que les secours à domicile étaient préférables et qu'il valait mieux donner à la mère de famille quelques fagots pour chauffer sa demeure et la laisser ainsi aux soins de sa famille et de son ménage.

Depuis, des chauffoirs ont été créés.

15 février 1845. — Un membre entretient le Conseil de la manière dont les médicaments destinés aux pauvres sont distribués à l'Hôtel-Dieu. Passé quatre heures, on n'en délivre plus. Si les pharmaciens des différents quartiers s'engageaient à fournir des médicaments aux mêmes prix qu'à l'hospice, ils pourraient être administrés d'une façon beaucoup plus efficace.

4 mai 1847. — La dépense en médicaments délivrés aux indigents, en 1836, s'élevait à 8,000 francs ; elle se chiffre aujourd'hui par 20,000 francs. La cause en est dans le prix élevé des médicaments prescrits par les médecins du Bureau de bienfaisance, par le droit accordé à quelques autres de donner aux indigents qui les consultent des bons de même nature. Ces bons sont toujours valables pour quinze jours ou un mois, même si le malade doit être guéri ou mort après trois ou quatre jours. Les sangsues, dont le prix est toujours élevé, concourent pour une somme considérable à la dépense totale.

Sur quoi, le Conseil municipal délibère :

Art. Iᵉʳ. — Il ne sera pas délivré de sangsues pour le compte du bureau de charité.

Art. II. — Toute formule dont la valeur dépasserait quarante centimes sera refusée.

Art. III. — Les médecins du Bureau de bienfaisance ont seuls droit aux médicaments gratuits pour leurs consultants.

Un formulaire spécial fut rédigé en 1848.

Quelques traits relatifs à la bienfaisance n'ont pu trouver place dans ce qui précède ; nous allons les relater maintenant.

19 décembre 1591. — On exempte de la solde les trois médecins, douze chirurgiens et quatre apothicaires nommés pour panser les blessés.

5 avril 1688. — On fait une pension viagère de 400 livres à damoiselle Voyrot, veuve de Jacques Le Bougeonnier, dont la nomination comme médecin de la santé remontait à 1649. Elle-même avait failli mourir de la peste, et son fils unique avait été enlevé par cette maladie. Elle jouira de la maison du médecin de la contagion, au clos des Marqueurs.

6 juillet 1779. — Exemption de logement des gens de guerre, sauf le cas de foule, en faveur des docteurs agrégés au collège des médecins de Rouen, et de leurs veuves.

1er mars 1658 et 13 février 1690. — En exécution de l'arrêt de la Cour sur l'urgente nécessité des pauvres familles, arrivée par les inondations et débordements de la Seine dans les fauxbours Saint-Sever et Martainville, la ville contribuera pour une part au nettoiement et desséchement des maisons des pauvres familles inondées.

10 avril 1668. — On établit une école de charité dans la tour au Gobelin.

15 novembre 1789. — Les garçons perruquiers sans travail sont autorisés de nommer des commissaires pour faire payer une contribution aux garçons en boutique, pour servir au besoin de ceux qui seront sans place.

11 germinal an III. — Le Conseil examine l'établissement d'une buanderie dans l'intérieur de la maison d'arrêt pour procéder, par des moyens économiques, au blanchissage du linge. Il est constant que l'exécution de ce projet est, sous tous les rapports, un bien et une économie.

C'est un bien en ce que le peu de linge dont est fournie la maison et le temps que le blanchissage met à rendre ·celui qu'il est chargé de nettoyer, oblige toujours, en été comme en hiver, de laisser aux détenus des deux sexes la même chemise pendant deux décades, ce qui est absolument contraire aux principes de propreté qui, avec la salubrité de l'air, sont les bases de la santé.

12 août 1610. — Il avait été décidé que la ville ferait l'achat du jardin de Saint-Paul, dans lequel est la fontaine que l'on dit être très utile pour la santé publique. Lad. fontaine sera accommodée de ce qui se trouvera être nécessaire pour la commodité du public.

15 juillet 1835. — Le Conseil municipal délibère ce qui suit :
Dans le but indispensable d'arriver à l'extinction de la mendicité, M. le Maire est autorisé à prélever sur les fonds libres du budget l'argent qui sera strictement nécessaire pour placer dans les hospices les aveugles mendiants, domiciliés à Rouen, ainsi que les membres de leur famille qui, à raison de leur âge ou de leurs infirmités, ne pourraient pas subvenir à leur existence, et de prendre telles mesures qu'il jugera convenables pour arriver le plus promptement possible à l'extinction totale de la mendicité.

HOSPICES

Le sujet de notre travail ne comporte pas l'histoire des hôpitaux de Rouen, si complètement relatée dans les *Archives communales*, mais seulement quelques points tout à fait particuliers.

18 mai 1545. — Jean Puchot, nommé trésorier des pauvres, offrait 100 écus pour être dispensé de cette charge; sa demande fut rejetée, en assemblée tenue en présence de Rob. de Croismare et Jeh. Lesueur, conseillers au Parlement. — Le 15 mai 1548 a esté résolut que MM. de la Court du Parlement seront requiz d'escripre au Roy que son bon plaisir soit commectre l'administration du bien et revenu des paouvres de la Magdalène et l'Hostel-Dieu de ceste ville à deux ou trois notables qui seront esleuz de deux ans en deux ans. Bientôt on avait trouvé convenable, pour rémédier aux abus et remettre les choses en état, qu'il y eut six gouverneurs de divers états qui eussent l'administration du bien et revenu de l'Hôtel-Dieu. Furent nommés le 2 juillet 1552 : Louis Petremol, Rob. le Roux, Guill. Gombaut, Fevrier, Guillaume Le Seigneur, et un nom illisible, qui est celui de Jeh. Romé. Le président, Louis Petremol, disait l'année suivante, 29 juin 1553, que souvent aulcuns povres malades se présentoyent au bureau et que quant on les renvoyoit à la Magdalène ilz n'y vouloient aller. La réputation de la nourriture en était cause.

6 novembre 1562. — Pour subvenir à la nécessité des pauvres de l'Hôtel-Dieu, l'on dressera mandemens pour faire publier aux prônes des paroisses que l'on fera une queste par les maisons, pour scavoir leur dévotion.

MM. de Villebon	50 livres
de Brevedent...	3 escus
de Hanyvel.....	10 livres
Etc.	

6 novembre 1580. — On provoque des souscriptions pour les bâtiments à faire au jardin du général Preudhomme.

3 juin 1620. — On fait aumône de 1,000 livres pour les affaires de la santé, à prendre sur les deniers du domaine.

30 juillet 1650. — Les administrateurs de l'Hôtel-Dieu touchent une levée de 5 sous par muid de vin, et de 2 s. 6 d. pour muids de sydre et poiré pour estre emploiiée aux nécessitez de l'Hostel-Dieu et maison de santé.

10 mars 1676. — On délibère pour adviser aux moyens de faire subsister l'Hospice-Général au moyen d'un imposition sur la viande.

16 février 1693. — Vu le pressant besoin de l'Hôpital-Général, il sera prêté à cet établissement douze muids de blé.

18 janvier 1694. — Huit notables bourgeois sont nommés pour assister aux assemblées qui se tiendront en vue de trouver les moyens de faire subsister les pauvres de l'Hôpital-Général, dont le nombre augmente tous les jours, tandis que les charités diminuent. On prête au bureau des valides quatre muids de blé.

14 juillet 1763. — Il y eut convocation des notables pour les affaires de l'Hôpital-Général. Les administrateurs de cet établissement font requête, exposant qu'il était de la plus grande utilité d'avoir de l'eau de fontaine dans la maison dite de l'Esprit, hors la porte Saint-Hilaire, destinée à l'essai qu'on se propose de faire pour élever les enfants trouvés, avec le lait des animaux.

2 août 1770. — Lecture d'un arrêt du Parlement, en date du 18 juillet, qui ordonne que le droit de denier à Dieu, fixé à 3 l. par 1,000 l., sera payé au profit des hôpitaux.

1773. — Deux représentations théâtrales sont demandées chaque année au profit des hôpitaux.

11 mars 1793. — Il a été arrêté que la première des deux représentations *que doit aux hôpitaux* le directeur des spectacles de Rouen aura lieu mercredi prochain et que cette représentation sera composée de *Fénelon*, tragédie, et du *Départ des Volontaires villageois.*

11 mars 1794. — Le directeur du nouveau Théâtre-Français établi dans cette ville annonce qu'il est dans l'intention de donner, tous les ans, deux représentations au profit des deux hôpitaux.

Formation d'un Conseil d'administration, conformément à la loi du 5 novembre 1790. Pour l'Hôtel-Dieu, le 9 décembre 1790, et pour l'Hospice-Général, le 13 avril 1791.

4 mai 1791. — La somme de 1,200,000 liv. est demandée à l'Assemblée nationale pour les besoins des hôpitaux de la commune, à la garantie du seizième du prix des biens nationaux.

12 février 1792. — Messieurs, le plus saint des devoirs nous rassemble, l'humanité souffrante nous appelle à son secours, il s'agit de subvenir aux hôpitaux en détresse. Le 24 décembre, l'Administration obtient du Ministre de l'Intérieur une somme de 185,830 liv. 15 sols pour les hôpitaux.

21 décembre 1792. — On fixe le prix à accorder par jour aux hôpitaux, pour le traitement des soldats malades.

8 mai 1793. — On établit un hôpital militaire dans la ci-devant communauté d'Ernemont, au fauxbourg Bouvreuil, considérant les facilités et la position avantageuse qu'offrent cette maison.

28 frimaire an II. — Le Conseil arrête que, conformément à la délibération du Conseil d'administration de l'Hospice des valides, les hospitalières qui n'ont pas voulu prêter le serment civique seront remplacées par des citoyennes d'un civisme et d'une capacité reconnues.

VOIRIE

14 avril 1407. — Délibéré fut qu'il seroit crié en la ville que
nul de quelqu'estat ou condition qu'il fust, ne tenist ou nourrist
pourchaulx en icelle ville sur paine d'amende. En 1498, il est dit
que pour éviter la peste il falloit oster les porcs et·les oysons,
tenir les rues nectes et pour ce avoir quatre benneaux aux quatre
quartiers de la ville.

29 décembre 1500. — Le Conseil de ville délibère pour savoir
quelle provision sera donnée sur les quatre benneaulx qui ont
esté ordonnez pour faire le curage de la ville, lesquels ne font
pas leur devoir. C'était pour eschiver la peste qui par cy-devant
avoit eu cours. Il sera publié que chacun bourgeois fasse wyder
les ordures et immondices qui seront ès rues devant leurs maisons. Et mesme que les bouchers seront contraincts de aller
doresnavant mener leurs bestes ès tueries.

10 et 12 mai 1518. — Il est question de nettoyer la Renelle.
Jacque Auber, lieutenant commis du Bailly, dit à ce sujet que la
Renelle apporte beaucoup d'ordures et infections et ce sera bien
fait qu'elle passe dessoubz terre pour éviter esdictes infections.
Jeh. Le Roux présente un autre avis : La Renelle et cours d'icelle
fut ordonné pour les tenneurs et mesmement pour nestoyer la
rue Escuyère et rue Erbière, et aussi les retrais (latrines) qui sont
près la muraille vers Saine. A son oppinion, il sera bon la faire
passer le jour par dessoubz terre et la nuyt par les rues ainsy
qu'elle fayt present.

M. J. de Beauquemare observe : La Renelle ne passe que par deux rues ; il y a des gens gaigez pour avaller les immondices et ordures qui y sont gectées.

1er août 1518. — On délibère touchant le cours de la ryvière de Saine qui est empesché à cause des immondices qui chacun jour se gectent en cours de lad. ryvière tant par dessus le pont de Saine que sur les cays. Mesmement pour sur le pont vers la ville pour empescher que l'on ne puisse riens gecter la nuyt par dessus le pont. On arrête qu'une porte sera faite. Il est également décidé (10 août 1518) qu'on publiera par les carrefours defense de jecter des immondices et ordures sur les cays.

17 décembre 1530. — Les habitants de la rue Herbière portent plainte au sujet du cours de la Renelle et des immondices qui se trouvent près du pont de Taritaine (Le Pontaritaine).

19 mars 1555. — Plainte des habitants de Pontaritaine qui se voyaient obligés d'abandonner leurs maisons par suite des immondices qui avalaient de jour en jour devant leurs portes.

La ville, en prévision de la peste, décide qu'elle fera curer à ses frais le Pontaritaine, pour rendre les maisons et demeures de facile accès et éviter aux inconvénients de maladie.

30 novembre 1556. — On donne commission à N. du Bosc, garde sur les kais de Rouen, tant d'amont de la rivière de Seine que d'aval, à ce qu'aucunes pierres, meules, sablon de mer, plâtres, fourrages, immondices, ne puissent y estre jetées.

15 novembre 1519. — Il fut dit par Daré qu'il estoit de nécessité garder et mectre les marestz en eaue et que l'on se gardast bien qu'ilz ne fussent aterrys.

5 décembre 1536. — On défendra au prieur de la Madeleine et au commandeur de Saint-Antoine de tenir en leurs maisons et par la ville ancuns pourceaux, oysons, connins et coullons.

10 août 1518. — Il est décidé qu'on publiera par les carrefours défense de faire des saillies aux maisons que l'on construira sur les rues.

Juin 1555. — Loys Petremol a dit que l'Hostel-Dieu estoit de difficile entrée et presque inaccessible pour la grande abondance des ordures qui y estoient et que a présent les administrateurs ont rendu le lieu nect.

11 avril 1556. — On s'occupe de nouveau des mesures à prendre pour que la ville fut purgée des immondices qui pourroient si l'air s'y échauffoit estre cause de maladies contagieuses. Par provision la ville fera faire quatre benneaulx qui seront proclamés au rabais, sera establi à chacun des canaulx conduisans les eaulx es rivières, un gredil pour empescher que lesd. rivières ne soient gastées et empeschées à cause de la multitude desd. fanges. Puis, le 30 avril, on fait défense à toute personne mectre ne jecter par les fenestres, portes des maisons ni aultrement tant de jour que de nuit aucunes immondices, widanges, matieres fecales, urines et aultres semblables choses corrompues aux rues de la ville. Ains est commandé et enjoint garder lesd. immondices aux maisons pour estre portées dedens des corbeilles aux benneaulx destinez et appliquez pour les recœuillir lesquels seront menez et conduictz par la ville. Sur peine de prison, punition corporelle et amende arbitraire à la discretion de justice. Defense aussi à toute personne permettre leurs enffans, serviteurs ou aultres, leurs subjects, porter, jecter ou faire leurs aisements et matières fecalles aux rues de la ville.

6 juin 1556. — Bail au rabais est fait de la charge de purger, nettoyer et mundiffier les fanges et immondices de ceste ville, à Alain Fonteines pour estre par lui portées aux remparts pendant un an ; on lui donnera 600 livres et on lui fournira quatre banneaux ferrés.

1er décembre 1562. — On décide que pour éviter au danger de peste qui commence, après la foyre Saint-Romain, toutes charettes, camyons, brouettes et chevaulx seront prins pour netoyer et vuyder la ville des immondices et ordures.

8 mars 1658. — A la suite de la grande inondation dont la ville a été affligée, ordonnance est rendue par le lieutenant général du bailliage de Rouen, enjoignant aux habitants des paroisses de la banlieue de fournir par chaque paroisse, pour un jour seulement, un banneau attelé de deux ou trois chevaux, pour l'enlèvement des boues et immondices des rues.

28 janvier 1682. — Il fut arrêté de faire travailler à rendre l'entrée de la porte Saint-Eloi plus commode pour le public, étant la plus basse et la plus grossière de la ville et inaccessible en hyver à cause des glaces et dans les grosses eaux, et que pour y remedier il seroit necessaire de la rendre plus large et plus élevée et de hausser le pavé pour empêcher les eaux d'entrer dans la ville.

14 mai 1698. — On autorise l'établissement d'une manufacture de moquette, par Pierre, Maurice, Françoise Farineau, en dédommagement de la non jouissance de deux maisons vis-à-vis le pont, et cela pour ne pas perdre le bénéfice de l'engagement qui l'obligeait à subvenir à l'entretien de cinq lanternes garnies de chandelles, pour éclairer le pont, afin de parer aux accidents, sans qu'il en coûte à la ville.

1er juin 1598. — On décide de faire un pont sur la rivière d'Aubette, depuis la tour Guillaume Lyon jusqu'au canal de Seine, le petit pont de bois estant de présent sur lad. rivière d'Aubette, outre qu'il est trop étroit pour la quantité de charrois, a occasionné la chute de plusieurs chevaux ayant tombé dans la rivière.

21 mars 1785. — On décide qu'on acquerra des maisons au bas de la rue Grand-Pont, pour l'élargissement de ladite rue.

10 juin 1793. — On donne satisfaction aux pétitions des citoyens qui réclamaient la suppression des fossés Saint-Yves et de Magrande, situés dans le fauxbourg de Saint-Sever, vu les exhalaisons pestilentielles qui en résulte *(sic)* et les épidémies auxquelles elles donnent lieu ; et celle d'un aqueduc depuis le bas du pavé de Déville jusqu'à la rivière de Seine, pour l'exhalaison fœtide de ses eaux.

11 frimaire an II. — Création de commissaires inspecteurs pour la voyerie et la propreté des rues.

5 nivôse an II. — Le Maire fait lecture d'une lettre de plusieurs détenus dans la maison dite de Bicêtre, adressée au sieur Bte Pinel, commissaire inspecteur de cette maison qui est malade. Pour laquelle ils demandent, au nom de l'humanité, à changer de local et être transférés dans une cour voisine, plus aérée et plus salubre que le lieu qu'ils habitent, vu l'épidémie (variole) qui règne dans lad. maison.

Plusieurs membres ont successivement observé qu'on ne peut attribuer l'épidémie qui règne dans la maison de Bicêtre qu'aux miasmes résultant de la malpropreté des rues avoisinantes et des immondices et matières fécales qui se trouvent amoncelées à divers endroits de ces rues.

Sur quoi délibéré, le substitut de l'agent national entendu, le Conseil arrête que le bureau municipal donnera des ordres pour faire enlever les immondices et nettoyer les rues avoisinant la maison de Bicêtre.

Troisième décadi de pluviôse an II :

ART. Ier. — Il est enjoint à tous les citoyens habitant les rez-de-chaussée sur la rue, de balayer et nettoyer toute l'étendue de la voie publique existant devant leur habitation, l'été avant huit heures, l'hiver avant neuf heures, et de la tenir propre tout le restant du jour.

ART. II. — Dans aucun cas il ne pourra rien être jeté par les croisées; les eaux et immondices seront toujours déposées sur la voie publique à l'heure où les banneliers doivent passer.

4 germinal 2e année républicaine. — Le Maire (Pillon) observe que le talut de la rivière de Robec est en quelque partie en fort mauvais état, qu'il est dans une grande partie dépourvu de lisses et gardes foux, ce qui expose les enfants, les vieillards et les femmes à tomber dans la rivière, pourquoi il propose de charger le Comité de la voyerie de s'occuper incessamment de cet objet. La proposition est délibérée.

16 germinal an II. — Une maison appartenant à Hérisson, au quartier de l'Égalité, s'était écroulée par cause de négligence de réparation du mur. Pour préserver les citoyens contre de pareils inconvénients, il est proposé de former une Commission composée d'architectes, charpentiers, platriers, pour de concert avec le Commissariat de la voyerie, surveiller et inspecter la solidité des maisons et autres bâtiments en construction et celles dont la vétusté menace ruine.

28 prairial an II. — Vu les chaleurs, les citoyens et les citoyennes de la Commune sont tenus d'arroser les rues devant leurs maisons, tous les jours, à huit heures du matin, à midi et à cinq heures du soir.

Troisième décadi de thermidor an II. — Le citoyen Augerville fait observer que les eaux stagnantes qui existent sous le ci-devant vieux palais occasionnent des exhalaisons très insalubres, et demande qu'il soit avisé au moyen de les faire disparaître. — Mesures sont prises à cet égard.

1er frimaire an III. — On rappelle à l'ordre les inspecteurs de la voyerie.

4 prairial an III. — La neuvième section se plaint de l'insalubrité des rues, qui sont remplies d'immondices, et invite le Conseil à donner les ordres les plus convenables pour faire netoyer le clouaque placé dans la rue aux Juifs, qui est le résultat de la démolition et des travaux qui ont été faits pour l'aggrandissement des prisons.

La dixième section demande de renouveler les règlements qui deffendent d'apporter aucuns matériaux et immondices pour prévenir les calamités affligeantes et désastreuses pour l'humanité.

27 messidor an III. — Sur le rapport d'un membre chargé de l'examen des lettres du district, et du citoyen Blier, artiste vétérinaire, relative à l'insalubrité des écuries de la vieille tour et des moyens de prévenir la contagion qui s'y manifeste sur les chevaux des militaires qui y sont logés, le Conseil général de ville arrête que le bureau municipal est autorisé à donner ordre à l'architecte de la commune à faire faire promptement aux dites écuries les travaux nécessaires à leur désinfection.

18 thermidor an III. — Il est signalé que les corps de garde sont dans un état de malpropreté qui en rend le séjour désagréable, et qu'il importe de ne plus rebuter le zèle que les citoyens mettent dans le service de la garde nationale.

7 vendémiaire an V. — L'Administration municipale nomme le citoyen Pinel pour avec le citoyen Bouet, architecte, et le citoyen Chapelle, secrétaire de police, dresser procès-verbal de l'état de curage de la rivière de Robec et faire faire le curage dans le plus bref délai.

13 prairial an V. — L'Administration municipale, considérant que les aqueducs et égouts qui traversent les rues du Ruissel, Martainville, du Figuier, Marette, du Sac, Neuve-du-Varvot, Corbeau, Barbet, Poulier, Baloir, des Penteurs, et qui vont se perdre dans la rivière d'Aubette, n'ont point été curées depuis longtemps, qu'il serait dangereux pour la santé des citoyens qui habitent ces quartiers de différer à procéder à ce curage ;

Délibère :

ART. Ier. — Le curage des aqueducs et égouts ci-dessus désignés sera commencé le 21 du présent mois.

ART. II. — L'entrepreneur chargé de ce travail sera tenu d'y procéder trois fois par an, c'est-à-dire de quatre en quatre mois.

ART. IV. — L'entrepreneur sera tenu de faire enlever dans les vingt-quatre heures les vidanges qui proviendront desdits curages, de faire nettoyer tous les jours les grilles existantes sous lesdits canaux, et en cas de négligence il sera cité au tribunal de police municipale.

27 ventôse an V. — L'Administration municipale étant parvenue à réorganiser le service des banneliers, et considérant que pour rendre ce service de l'enlèvement des boues aussi utile et complet que l'exige une grande commune, il convient de veiller à l'exécution des règlements sur la propreté des rues. Considérant que l'ordre établi dans plusieurs communes à cet égard a produit les résultats les plus satisfaisants pour la salubrité de l'air ;

Après avoir entendu la Commission du Directoire exécutif, délibère ce qui suit :

ART. Ier. — A compter du 10 germinal prochain, un homme parcourera à huit heures du matin les rues de chaque section en faisant retentir une sonnette.

ART. II. — Au bruit de cette sonnette les habitants seront

tenus de faire balayer devant leur habitation et relever les ordures de manière que les banneliers puissent les enlever facilement.

ART. III. — Les banneliers seront tenus d'avoir également une sonnette en tête de leur banneau, afin de prévenir de leur passage les habitants des rués trop étroites pour qu'ils y puissent faire leur service.

27 vendémiaire an VII. — La gratification accordée aux sonneurs, pour le balayage des rues, sera de 300 francs. Cette somme sera mise à la disposition de la Commission des hospices pour pourvoir à l'entretien de l'habillement et chaussures des sonneurs.

26 floréal an VI. — Arrêté de l'Administration municipale voulant prévenir les accidents qui se renouvellent tous les ans par l'imprudence des jeunes gens qui se baignent dans la Seine sans avoir les connaissances nécessaires pour se garantir des dangers qu'ils y courent.

29 germinal an VII. — L'Administration municipale, vu l'article IV du titre Ier concernant les peines de police prononcées par la loi dn 3 brumaire an IV, portant que ceux qui laissent divaguer les insensés ou furieux, ou des animaux malfaisants ou féroces, seront susceptibles des dites peines; édicte un arrêté.

12 messidor an VI. — L'Administration municipale, instruite que nombre de particuliers qui habitent le long des canaux de Robec et d'Aubette se permettent d'y jeter journellement des matières et des immondices de toute espèce, considère que cette infraction aux anciens règlements non abrogés nuit à la qualité des eaux et doit être sévèrement réprimée.

Suit un arrêté.

17 messidor an VIII. — L'Administration, considérant que la chaleur et la sécheresse qu'on éprouve depuis plusieurs jours expose à des inconvénients qui méritent l'attention de la police. Que les chevaux sont exposés à des chutes dangereuses. Que les eaux qui s'écoulent des maisons, disposées par la chaleur à devenir putrides, produisent des vapeurs nuisibles à la santé ;

Délibère ce qui suit :

ART. Ier. — Les habitants de la ville de Rouen sont tenus d'arroser chacun devant sa maison le pavé des rues, quais, places et marchés, le matin à neuf heures, immédiatement après avoir balayé, et l'après midi à trois heures, et ce tant que continuera la sécheresse actuelle, de manière que le pavé soit entretenu frais et humide.

27 thermidor an VIII. — Considérant qu'il est des habitants qui opèrent cet arrosement avec les eaux qui s'écoulent de leurs maisons et des ruisseaux, lesquelles, étant corrompues, produisent non seulement des vapeurs nuisibles à la santé, mais même rendent le pavé impraticable. Considérant que, si cet abus continuait d'exister, il pourrait en résulter des épidémies que les citoyens regretteraient de n'avoir pas prévenues. Considérant que l'intérêt public exige des mesures dont personne ne puisse éluder l'exécution, délibère :

ART. II. — Il est défendu à qui que ce soit d'arroser les rues avec les eaux qui s'écoulent des ruisseaux.

ART. IV. — Les commissaires de police tiendront la main à l'exécution de la présente.

9 prairial an VIII. — L'Administration municipale, considérant qu'il résulte des renseignements qu'elle a fait prendre que beaucoup de chiens parcourent les rues sans maître, que parmi ces animaux il s'en trouve quelques-uns d'enragés et qui sous ce rapport occasionnent aux citoyens des inquiétudes que l'Administration veut et doit dissiper.

Considérant que les règlements de police prescrivent à tous les propriétaires d'animaux de les tenir de manière à ce qu'ils ne puissent commettre aucun dommage, et les rendent en outre responsables de ceux auxquels leur abandon aurait donné lieu :

Délibère ce qui suit :

ART. Ier. — Il est défendu à qui que ce soit de laisser divaguer les chiens dans les rues et faubourgs de cette commune.

ART. II. — A compter du 10 de ce mois, tous les chiens qui seront trouvés sans maître seront assommés sur-le-champ.

ART. III. — Pour l'exécution de l'article ci-dessus il sera établi quatre massiers qui porteront sur le bras une plaque avec cette inscription : *Sûreté publique*.

Art. IV. — Ces massiers seront chargés de parcourir, tant de jour que de nuit, les rues et faubourgs.

14 floréal an XII. — Le Maire de Rouen, considérant que si une des principales obligations du magistrat est de consacrer ses veilles à la sûreté publique, ce doit être également un besoin pour son cœur de rechercher les moyens d'assurer la santé des citoyens, en écartant tout ce qui peut nuire à la salubrité publique.

Considérant que cette salubrité dépend surtout du nettoiement et de la propreté des terrains sur lesquels l'air circule, que conséquemment on ne saurait prendre trop de précautions pour dégager les rues et places publiques des boues et immondices qui les couvrent;

Crée un appariteur spécialement chargé de cette surveillance.

La séance du 11 janvier 1850 est entièrement consacrée, sur une proposition de M. de Germiny, à l'étude de l'assainissement du quartier Martainville, que l'on juge impossible pour le moment.

2 septembre 1851. — Le Conseil adopte le projet d'asssainissement du quartier Martainville, les voies et moyens étant réservés pour l'exécution.

*
* *

A titre de curiosité, et comme règlement de voirie, citons la délibération de l'Assemblée municipale et électorale de la commune de Rouen, en date du 9 septembre 1789 :

Informée que depuis quelque temps on voit dans les différents quartiers de cette ville et faubourgs un assez grand nombre d'enfants de dix à quinze ans armés de sabres et fusils de bois surmontés d'une espèce de bayonnette en fer blanc, marchant en ordre, à l'imitation de la garde militaire, précédés d'un tambour.....

Avertie que plusieurs de ces petites troupes s'étant rencontrées en sont déjà venues aux mains et se sont respectivement chargées;

Considérant que ces petits combats peuvent entraîner des suites funestes, qu'il est intéressant de prévenir, non seulement pour l'intérêt des enfants mêmes, mais encore de leurs père et mère;

Arrête que les père, mère, tuteurs, maîtres, seront tenus de les désarmer.

VIDANGES

11 juin 1407. — On décide qu'aux dépens de la ville on choisira quatre ou cinq places hors les portes et murailles, esquelles chacun soit abstraint de faire porter fiens, necteyures et vuidanges de maisons et autres ordures, sans les mettre ès rues d'icelle ville, n'en faire fumiers, ne aussi geter en Robec ne ès autres ruissiaux courant par la ville.

12 mai 1518. — Ordonnance de faire des retrais (latrines) dans les maisons.

A ce sujet, Jacques Aubert, lieutenant commis du bailly, dit que luy semble que ce sera bien fait de scavoir comme les maisons en sont fournies et les faire visiter et en faire rapport à la Court. Il est dit aussi à ce propos, par Jeh. le Roux, que les retrais qui sont près de la muraille vers Saine, dans la rue Erbière, sont nestoyés par la Renelle.

28 novembre 1519. — Commande que ceux qui feront édiffier facent faire des latrines.

L'exécution de cet ordre soulève des difficultés, et, en 1536, on se demande comment mettra-t-on à exécution l'arrêt de la Cour qui ordonnait de faire latrines en chaque maison.

Cette ordonnance est renouvelée en 1556. A toutes personnes faire faire des clouaques en leurs maisons dedens six mois.

L'enlèvement des ordures se faisait avec quarante-huit brouettes que la ville fournissait aux brouettiers, et avec des banneaux, d'abord au nombre de deux, puis de trois (1609), puis de quatre (1613).

Guillaume Ryault avait les clefs de la porte Jean-le-Cœur, afin que ès heures de la nuit il la puisse ouvrir et fermer durant le temps que l'on travaille à y faire les immondices de la ville.

9 mars 1623. — Sur ce qui a esté mis en considération qu'une des principales causes de la continuation de la maladie contagieuse provenait de ce que plusieurs maisons de ceste ville n'estoient tenues nettement et d'autant que la plupart d'icelles estoient sans clouaques, ordonne de faire recherche par toutes les maisons appartenant à la ville et dresser mémoire de celles qui n'ont clouaques, affin de donner exemple, les reglements de police obligeant tous propriétaires de maison d'y faire des clouaques.

10 février 1792. — Un membre du Bureau municipal a observé que la malpropreté des quais, et les odeurs infectes qui se font ressentir, surtout à l'époque des chaleurs, ont pour cause les immondices qu'on y dépose dans toutes les heures du jour, ce qui pourroit occasionner des maladies dans ce quartier.

Il a été arrêté qu'il sera établi des latrines publiques sur le port.

28 thermidor an II. — Le Maire de la ville de Rouen, considérant que le procédé actuellement en usage dans cette ville, pour la vidange des fosses d'aisance, présente les plus grands inconvénients; que les miasmes putrides qui s'échappent des tonnes mal closes, et les matières qui se répandent dans les rues entretiennent longtemps après leur passage, et notamment sur le port où on les dépose, une infection essentiellement nuisible à la santé des citoyens et aux intérêts du commerce.

Considérant encore qu'à Paris l'usage des tinettes hermétiquement fermées et de la pompe antiméphitique a fait disparaître entièrement ce danger.

Considérant, en outre, que les vidangeurs de cette ville ont été convoqués et invités à l'adopter également, et que tous s'y sont refusés, par le motif des frais qu'un pareil établissement exige; que le citoyen Bridet, breveté d'invention, s'est présenté et engagé à faire le service des vidanges, conformément aux procédés

usités à Paris et prescrits par l'ordonnance du 18 octobre 1771,
que de plus il se propose de convertir les matières en poudre
végétative, et d'offrir, par ce moyen d'industrie, une ressource
extrêmement précieuse pour l'industrie de ce département.

Considérant enfin, que l'emploi de tous les moyens propices
à l'entretien de la salubrité est une des obligations la plus spécialement imposée au magistrat chargé de la police,

Ordonne ce qui suit :

Art. Ier. — A compter du 15 frimaire an XI, le citoyen Bridet
est chargé de l'entreprise de la vidange des fosses d'aisance de la
ville de Rouen, pendant l'espace de quinze années consécutives.

Les matières en provenant seront mises à sa disposition pendant le même espace, pour être converties en poudre végétative,
à la charge de payer à la Caisse des indigents une somme de
1,000 francs à la fin de chaque année.

Art. IX. — Dans le cas où il se trouverait dans une fosse, soit
un cadavre, soit quelques parties du cops humain, soit différents
effets, les ouvriers qui les auront trouvés les retireront et en
feront de suite leur déclaration au commissaire de police.

Art. XIII. — Les matières provenant des fosses seront trans-
portées au delà de la ville et à la distance qui sera indiquée. Il
est expressément défendu de les laisser couler, faire jeter ou
déposer dans les égouts ou dans les rivières, à peine de 500 francs
d'amende.

Art. XV. — Il est expressément défendu à tous ouvriers
vidangeurs et charretiers : 1º d'entrer chez les habitants de la
maison où ils travaillent, pour y demander de l'argent, de l'eau-
de-vie, de la chandelle et tous autres objets; 3º de puiser de l'eau
dans aucun puits avec des seaux et pompes ou instruments servant
à la vidange.

11 janvier 1821. — Le Conseil municipal est d'avis de l'adop-
tion des dispositions suivantes :

Art. Ier. — Tout propriétaire de fosse d'aisance susceptible
de vidange sera tenu d'en faire la déclaration au commissaire de
police de son quartier qui, après l'extraction de la matière, fera

visiter la fosse d'aisance par l'inspecteur chargé de cette partie, lequel dressera un rapport sur la situation de cette fosse d'aisance.

ART. III. — Les fosses d'aisance susceptibles de filtration seront réparées au moyen de contre-murs en caillou et ciment, de 0^{m}30 d'épaisseur; le fond sera également fait en caillou et ciment.

ART. IV. — La forme des fosses d'aisance sera circulaire ou elliptique. Lorsque les fosses seront rectangulaires, les angles rentrants seront arrondis.

ART. VIII. — A l'avenir, il ne pourra être établi aucun siège dans les étages d'un bâtiment, à moins qu'il ne soit muni du tuyau d'évaporation.

ART. X. — Nul ne pourra établir des fosses d'aisance dans des puits ou puisarts, égouts ou aqueducs publics ou particuliers, celles existantes seront supprimées.

ART. XII. — Il sera construit aux frais de l'Administration un nombre suffisant de latrines publiques.

PROFESSIONS

DENRÉES ALIMENTAIRES

16 octobre 1389.— On s'occupe du prix du pain ; cette question a été si souvent agitée qu'elle pourrait faire l'objet d'un travail spécial. Quant à sa qualité : pain sera fait tant mollet que pain cleret, appelé closture, à 1 d. la pièce.

*
* *

15 octobre 1394. — Furent présens : Guill. Gouel (etc.), jurés sur le faict de la visitacion du poisson, tant de frès que de sallez, venant à Rouen tant par mer que par terre, lesquelz firent serement que bien et loyalement ilz exerceroient led. office et que ilz decepareroient le mal du bon, et merqueroient les bariz du harenc estrange d'un merc que ils nous apporterent dont l'emprainte est en un huys, en la salle du Conseil. *Item* le poisson que ilz trouveront mal ilz le feront porter en Sainne, selon l'ancienne ordenance. *Item* sera vendu à part et décéparé le harenc estrange qui se détaillera et vendra au dessoulz de l'autre de scrofule (?) en marchié à viaulx.

25 brumaire an IX. — Il sera écrit à l'instant au citoyen Lefebvre, directeur des Poids et Mesures, pour l'engager à surveiller plus strictement que jamais la dégustation des huîtres arrivées et qui arriveront par la suite.

9 nivôse an X. — Le Préfet du département de la Seine-Infé-
rieure, au citoyen de Fontenay, maire de la ville de Rouen :

J'ai reçu, citoyen, joint à la lettre que vous m'avez fait
l'honneur de m'adresser le 3 de ce mois, deux exemplaires de
votre ordonnance, qui renouvelle les anciens règlements relatifs
à la vente du poisson frais et saùr; je ne puis qu'applaudir à la
sagesse des dispositions que renferme cette ordonnance.

J'ai l'honneur de vous saluer.

ART. IV. — Tout poisson, tels que : saumon et raie ladres,
harengs de quatre nuits, échaufiés ou tombant en putréfaction,
gâtés parce qu'ils sont anciens, ou sauris sans sel, seront arrêtés
à la vente sur la déclaration des inspecteurs qui attesteront
leurs mauvaises qualités. Ils seront confisqués et jetés à l'eau.

ART. V. — Les dits inspecteurs veilleront également à ce que
les débitantes ne vendent pas de poisson de mauvaise qualité,
parce qu'il serait gardé trop longtemps.

Nommés inspecteurs : J.-J. Feray, B. Dufour et J.-B. Druot.

Dans les considérants qui ont dicté cet arrêté se trouve cette
phrase : La mauvaise qualité du poisson peut tromper la confiance des acheteurs et compromettre la santé des citoyens.

*
* *

1er septembre 1498. — Un boucher est mis à l'amende pour
avoir fait fondre ses graisses, environ l'heure de quatre heures
après none. Aux termes de l'ordonnance, nul ne devait fondre
ses graisses qu'il ne fust dix heures de nuit et que ilz ne fussent
sonnez.

5 décembre 1536. — Les bouchers feront leurs massacres en la
tuerie ordonnée à la Basse-Vieu-Tour.

10 mai 1715. — Arrêt du Conseil d'État portant doublement
des droits d'inspecteurs aux boucheries.

15 juillet 1793. — Etant démontré que les exhalaisons fœtides
dont se plaignent les habitants de la rue Malpalu ont pour cause
la malpropreté qui existe dans une tuerie, le Conseil de la ville
défère cette affaire au tribunal.

17 février 1808. — Commission de bouchers pour veiller à la vérification des viandes dans les tueries, à ce que les bestiaux qui y sont abattus soient sains, et à ce qu'ils soient tués et non morts de maladies.

Ordonnance du Maire de la ville de Rouen, du 29 prairial an IX, portant suppression des tueries particulières :

Considérant que les tueries particulières des bouchers de cette ville présentent les plus graves inconvénients par le défaut d'eau et l'écoulement des eaux et matières corrompues.

Considérant aussi que la putridité et l'insalubrité devenant les effets naturels de cet état de choses, il est indispensable d'y remédier.

Que les fontaines ne sont pas assez multipliées dans les quartiers des tueries particulières, pour entraîner les immondices et assainir l'air nécessairement empreint des miasmes qu'occasionnent la stagnation du sang et autres débris d'animaux.

11 mai 1826. — Un membre fait la proposition que le Conseil municipal émette le vœu que l'Administration s'occupe le plus promptement possible de préparer les plans et devis d'un ou de plusieurs abattoirs réclamés depuis longtemps pour l'assainissement de l'intérieur de la ville.

Le Conseil prend cette proposition en considération et la renvoie au Maire.

6 mai 1828. — Le Conseil ajourne le projet de construction d'un abattoir public jusqu'au moment où les revenus de la ville lui permettront de s'en occuper.

16 décembre 1830. — Un membre fait le rapport suivant :

Messieurs,

Les abattoirs de Martainville et de la Basse-Vieille-Tour menacent ruine et depuis trop longtemps déjà, les bouchers ne pouvant plus y abattre avec sécurité, abattent chez eux. De ces habitations le sang ruisselle dans les rues, ce qui affecte péniblement la vue et tend à corrompre l'air atmosphérique qu'aspirent les habitants de ce quartier. D'aussi graves inconvénients ne pouvaient échapper à la vigilante sollicitude de M. le Maire, et c'est pour mettre fin à cet état de choses incompatible avec une bonne police, qu'il a été nommé une Commission à l'effet d'examiner le devis estimatif des travaux à faire.

17 juillet et 7 septembre 1832. — Le Conseil municipal étudie la création et l'emplacement de l'abattoir.

22 décembre 1832. — Le Conseil délibère à l'unanimité ce qui suit :

Des abattoirs, échaudoirs et fondoirs publics, seront établis dans la ville de Rouen, par les soins de l'Administration publique.

*
* *

14 février 1508. — Assemblée devant M. de Salva, président en l'Echiquier, remontrance des dangers, maux et inconvéniens qui chacun jour peuvent advenir en l'estat de medechine, à cause des drogues qui sont baillées aux personnes sans estre visitées ne avoir conseil de medechins. Statuts seront rédigés touchant le métier d'apothicairerie et d'épicerie par aucuns medeçins et apothicaires.

On entoure de quelques précautions des professions intéressant aussi directement la santé publique. Ce n'est qu'en bonne et due forme qu'on peut les exercer.

27 juin 1621. — Permission accordée à Desideria Descombes, distillateur et opérateur italien, de dresser un théâtre sur les quais, pour y vendre plusieurs drogues souveraines contre toutes sortes de poisons, même contre la peste.

27 mai 1641. — Place accordée sur les quais à Gilles Barry, opérateur, et à Jacques Duhamel, docteur en médecine, pour y dresser leur théâtre.

18 janvier 1656. — Place sur les quais accordée à Bernard de Bordeaux, dit Beauregard, opérateur oculiste, pour vendre et distribuer ses médicaments.

20 juin 1719. — Permission à Claude Benelin, opérateur, d'établir un théâtre près la porte Saint-Eloi, pour y vendre ses remèdes.

1er germinal an II. — La société populaire porte une dénonciation contre les ampiriques et les inconvéniens qui en résultent, et contre les femmes prostituées dont la corruption physique et morale infecte tout ce qui les approche.

Le Conseil charge Dieu et Gamare de présenter un projet de délibération sur la première disposition de cette proposition, et renvoie la seconde à la police municipale.

Sur la motion d'un membre, le Conseil charge le Bureau municipal de mander Mezaise et Poidevin, apothicaires, chargés de l'inspection des drogues et médicaments, pour leur rendre compte de leur mission.

16 messidor an VI. — Vu l'article 356 de l'acte constitutionnel, qui met sous la surveillance de la loi les professions qui intéressent la sûreté et la santé des citoyens ;

Considérant que les titres présentés par les citoyens qui exercent la profession d'herboristes dans cette commune ne consistent qu'en une patente, que d'ailleurs ils ne justifient en aucune autre manière de la connaissance nécessaire pour la préparation et conservation des végétaux ;

Considérant encore que de cette connaissance dépend principalement la santé des citoyens ;

Considérant enfin que la moindre confusion provenant de l'ignorance est susceptible des conséquences les plus funestes et que l'Administration doit avoir une garantie qui écarte jusqu'à la plus légère inquiétude des effets de l'impéritie,

Délibère :

Ceux qui exercent actuellement cette profession dans la commune de Rouen se rendront devant l'Administration, pour, en présence des gens de l'art, répondre aux diverses questions qui leur seront adressées relativement à la connaissance des plantes, herbes et végétaux entrant dans les médicaments ordinaires, ainsi que sur les moyens de les préparer et de les conserver.

24 thermidor an VI. — L'Administration municipale, chargée de la surveillance de tout ce qui intéresse la santé et la sûreté de ses administrés, voulant prévenir les erreurs funestes que peut causer journellement 'ignorance dans la vente et distribution des plantes médicinales.

Vu que les herboristes ci-après désignés ont satisfait aux questions qui leur ont été faites par les commissaires examinateurs ;

Délibère ce qui suit :

Les citoyens Couture, Salins, Duparc, femme Vignereux, Levilly, Michaux, Cauché, Dejalle, Manneville, Collo et Thiennot, sont autorisés à exercer dans cette commune la profession d'herboriste.

ART. II. — Les commissaires de police dresseront procès-verbal contre ceux qui, n'étant pas portés au dit tableau, seraient trouvés vendant et distribuant des plantes médicinales.

La même année on fit vérification des titres de tous les officiers de santé et sages-femmes; la liste complète du personnel médical de l'époque pourrait facilement être établie.

7 fructidor an VI. — Il est fait mention, sous le n° 2,076, de deux procès-verbaux de visites de médicaments, faites par la Commission des inspecteurs de comestibles.

20 brumaire an XI. — Devant le Maire de la ville de Rouen, se présentent les citoyens Remy Taillefesse, Mezaise et Lechandelier, nommés aux termes de l'article XII de l'arrêté du citoyen Préfet, en date du 23 germinal an X, pour inspecter les pharmacies et médicaments dans l'étendue de l'arrondissement communal de Rouen, lesquels déposent sur le bureau leurs titres de nomination et prêtent le serment d'êtres fidéles à la Constitution.

16 avril 1817. — Le Conseil municipal ayant acquis par l'expérience la certitude que la réunion libre et volontaire qui n'a cessé d'avoir lieu entre MM. les pharmaciens est avantageuse aux progrès de l'art et au développement des connaissances de ceux qui s'y adonnent, et par conséquent vraiment utile au public.

Les pharmaciens ont droit à la protection publique et même à notre reconnaissance, non seulement par l'utilité de leurs travaux et par les connaissances qui en sont le principe, mais encore par le mérite personnel d'un grand nombre d'entre eux, et par le zéle commun à tous pour le maintien et les progrès de leur art.

Estimons que toute la portion sud-ouest, haut et bas, de la Tour-aux-Normands doit être affectée aux assemblées, expériences et collections de chymie et histoire naturelle pharmaceutique, ainsi qu'aux séances du jury médical.

13 avril 1826. — Le Conseil municipal, vu la lettre adressée à M. le Conseiller d'État préfet du département, par la Commission administrative des hospices de cette ville, tendant à obtenir la création d'une école secondaire de médecine ;

Vu le rapport de la Commission chargée de l'examen de cette question :

Considérant qu'il a paru convenable, en 1821, d'établir provisoirement à Rouen une école secondaire de médecine.

Considérant que cette mesure a été adoptée, entre autres motifs, pour éviter de compromettre, par l'éloignement auquel se seraient vus forcés les élèves, le service de santé des hospices, et qu'elle doit être maintenue dans l'intérêt des nombreux élèves qui y donnent leurs soins,

Arrête :

Art. Ier. — Il est éminemment utile et nécessaire que la ville de Rouen obtienne une des écoles secondaires de médecine qui doivent être définitivement créées.

Art. II. — M. le Maire est invité à transmettre le rapport de la Commission à M. le Préfet, en le priant de solliciter avec instance près du gouvernement du Roi, une institution que la ville peut à juste titre réclamer de sa bienveillance et de sa justice.

14 mars 1736. — M. N. Moulin est nommé administrateur de l'Hôpital-Général. Sur la demande du premier Président, la ville prête à l'Hôtel-Dieu le dessus de la porte Bouvreuil, pour être le dit endroit donné au sieur Lecat, chirurgien, pour y faire des dissections publiques.

Le résultat ne se fait pas attendre : le 12 décembre 1739; plaintes contre le sieur Lecat ; les cadavres qu'il apportait à son appartement de la rue Bouvreuil empestaient le quartier.

*
* *

En vue de la santé, on crut devoir s'occuper des professions qui utilisaient le charbon de terre.

L'arrêt du Parlement de Paris (13 septembre 1533) en interdisait l'usage aux maréchaux. Défendant d'user du charbon de pierre ou terre, sur lad. peine de prison et amende arbitraire (art. VIII).

24 septembre 1510. — Remontrance faite par Monseigneur de Bapeaumes, président de l'Echiquier, au sujet d'un procès entre les trésoriers de Saint-Maclou et Michel le Cerf, serrurier, lequel usait du charbon de terre en sa forge, située près du presbytère. On consulta des médecins : Rob. Malaprins, Pierre De la Place, Guill. Morellet, Jeh. Bulletot. Ils furent d'avis de ne pas proscrire l'usage du charbon de terre, mais ils dirent qu'il était utile de contraindre ceux qui s'en servaient à élever leurs cheminées.

Me Jeh. Lamy dit que luy semble estrange que on wydast hors de leurs maisons ceux qui usent dudit charbon de terre et que ce seroit chose estrange que on allast chercer un mareschal l'ung en la porte Martainville et l'autre en Cauchoise, et mesmement les serruriers et que en tous les païs là où il a esté, tant en Flandres, Languedoc que autres païs où ilz usent dudit charbon de terre ilz ne sont pouaint divisez ne mis en lieu remots. Bien a dit que bon sera leur faire lever leurs chemynées à ceulx qui usent du charbon de terre pour ce qui semble que ce soit chose dangereuse.

6 mars 1610. — Avant d'autoriser Claude Claire sieur des Pospes pour ses inventions et secrets de fours et fourneaux qui pourront apporter au public épargne d'environ moitié du bois qu'ont accoutumé consommer ; le dit Claire ait fait paraître par effet et essais que son invention n'a aucun artifice dommageable pour le public.

*
* *

Délibérations sur les boissons alcooliques :

14 avril 1505. — Avis que c'est grant mal de ce que à présent il n'y a si petit village où il n'y ayt trois ou quatre tavernes de vin, en quoi les gens du village se destruysent et en advient beaucoup de maux.

25 juin et 6 juillet 1506. — Défense aux brasseurs d'employer à brasser l'eau de Robec, pleine d'ordures et d'immondices.

18 janvier 1555. — Deffense de mesler le bon vin vieil soubz peine de confiscation.

*
* *

30 avril 1556. — Procés intenté par la ville contre Laurent Loys, adjudicataire des greniers à sel de Rouen, lequel avait exposé en vente grande quantité de sel non gabelé dont seraient ensuivis plusieurs inconvénients de maladies aux personnes et pertes de viandes.

*
* *

3 novembre 1533. — On s'occupe des tanneurs et de la Renelle ; il est question d'éloigner les tanneurs, comme on avait déjà éloigné les mégissiers à la Marèquerie.

17 septembre 1629. — Autorisation à Henry Goynart d'établir une manufacture pour la confection de l'azur qui ne peut estre incommode au public, pourvu que l'on ne se serve que de charbon de terre, à la condition aussi qu'ils ne s'establiront sur les grandes rivières, ni mesme plus prèz de ceste ville que le lieu d'Annebault.

17 brumaire an III. — Pétition souscrite de seize citoyens, demeurant rue d'Arlon, portant dénonciation contre les exhalaisons pestilentielles provenant des matières qui entrent dans la composition du savon qui se fabrique dans cette rue et corrompt l'air qu'ils respirent, communiquant son poison non seulement aux marchandises qu'ils vendent, mais même aux aliments qu'ils prennent, et deviennent la seule cause des maladies.

Renvoi à l'examen de l'agent national.

21 brumaire an II. — Il existait dans les greniers de Simon une quantité de quatre-vingts quintaux de bled avarié, hors d'état d'entrer dans la fabrication du pain. On le fit transformer en farine qui fut distribuée aux ouvriers tisserants, pour faire le parement nécessaire à la fabrication des *toilles*.

Le tableau des inspecteurs de denrées alimentaires était, le 9 prairial an II :

COMMISSAIRES

Pour les médicaments :

MEZAISE, apothicaire.
POIDEVIN,   id.

Pour les comestibles et épiceries :

LESANNIER, rue de la Régénération.
MORIN,   id.

Pour les fruits et légumes :

MALATIRÉ, quartier de l'Égalité.
FREMONT, quartier du Mont-Blanc.

Aussi les inspecteurs du gibier et de la volaille, qui inspecteront chacun dans la partie qui leur est désignée.

———

Plus n'en avoit en l'essemplare
Et de mentir seroit folie
Qui plus en sset plus vos en die !
Gervaises (1) *qui le romain sit*
Plus ne trova ne plus n'en dit.

(1) Trouvère normand.

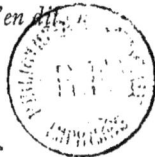

www.ingramcontent.com/pod-product-compliance
Lightning Source LLC
Chambersburg PA
CBHW071117210326
41519CB00020B/6328